Schüßler-Salze für Pferde

Wirkung | Dosierung | Anwendung

Kaja Kreiselmeier

Schüßler-Salze für Pferde

Wirkung | Dosierung | Anwendung

Einführung

Mineralsalze – lebensnotwendige Nährstoffe

Bei den Wörtern Mineralien und Mineralstoffe denken die meisten an Kalzium, Magnesium, Kalium, Eisen und Co. Aber außer diesen recht bekannten Einzelstoffen enthalten Körperzellen auch sogenannte Mineralsalze. Diese Mineralsalze bestehen, wie alle Salze, aus kleinsten Teilchen, den Ionen, und setzen sich immer aus zwei Stoffen zusammen. Schüßler-Salz Nr. 1, Calcium fluoratum, besteht zum Beispiel aus Kalzium und Fluor.

Wobei man mit der Begrifflichkeit Mineralsalze vorsichtig sein muss, denn in der Ernährungswissenschaft werden gerne auch mal Einzelstoffe wie Kalzium als Mineralsalz bezeichnet, also lassen Sie sich nicht verwirren.

Mineralstoffe und Mineralsalze spielen in unserem und im Leben unserer Pferde eine sehr bedeutende Rolle. Es sind lebensnotwendige anorganische Nährstoffe, die mit der Nahrung aufgenommen werden, da der Körper sie nicht selbst herstellen kann.

Sie sind, wie schon erwähnt, Bestandteil unserer Zellen und unter anderem wichtig für die Funktionen unserer Organe. Kommt es zu einer Störung des Mineralienhaushaltes im Körper, gerät dieser aus dem Gleichgewicht und erkrankt. Die Gabe der richtigen Schüßler-Salze hilft dem Körper, dieses Gleichgewicht wiederherzustellen.

Das instinktive Wissen der Pferde

Tiere haben ein besonderes Gespür für diese Stoffe und suchen bei einem Mangel gezielt nach Stellen, wo sie die fehlenden Stoffe aufnehmen können. So kann man zum Beispiel Pferde dabei beobachten, wie sie Erde fressen. Doch Vorsicht – nicht immer deutet dieses Verhalten auf einen Mangel hin, manchmal schmeckt den Pferden die Erde einfach nur besonders gut, weil sie zum Beispiel Kupfer enthält, das Pferde sehr gerne mögen. Aus diesem Grund werden auch Gebisse mit diesem Metall legiert, um die Pferde durch den für sie angenehmen Geschmack zum Kauen anzuregen. In der Wildnis können Pferde bei einem Mangel an Mineralien gezielt nach ihnen suchen, doch durch die Domestizierung ist dies für unsere Reitpferde nicht möglich. Sie sind darauf angewiesen, dass der Mensch sie mit allem Nötigen versorgt, doch oft gelingt dies trotz Bemühungen nicht, was sich schnell durch gesundheitliche Probleme bemerkbar macht.

Schüßler-Salze – sanft und natürlich

Während sich ein Mangel an Einzelstoffen wie Kalzium, Kalium, Magnesium und Co. durch ein Blutbild leicht herausfinden lässt, kann man einen Mangel an Mineralsalzen nicht im Blut erkennen. Genau hier setzt die Therapie mit den Schüßler-Salzen an. Die Gabe der richtigen Salze gleicht einen vorhandenen Mangel aus, indem sie den Organismus anregen, die fehlenden Mineralstoffe wieder aufzunehmen. So helfen die Salze dem Körper, sich selbst zu heilen.

Dr. med. Wilhelm Schüßler war es wichtig, eine für Laien zugängliche, einfache und übersichtliche Therapieform zu erschaffen.

So entstand mit der Schüßler-Salze-Therapie eine sehr übersichtliche, sanfte, aber dennoch sehr tief greifende Therapieform, die eine Umstimmung des gesamten Körpers bewirkt. Durch ihre tief greifende Wirkung beeinflussen Schüßler-Salze nicht nur den Körper, sondern auch die Psyche.

Die Therapie mit Schüßler-Salzen ist, genau wie zum Beispiel die Homöopathie oder Kräuterheilkunde, eine alternative, natürliche Heilmethode. Sie wird mittlerweile seit über 100 Jahren erfolgreich in der Therapie der verschiedensten Erkrankungen des Menschen eingesetzt.

Die Behandlung von Tieren wird zwar auch schon genauso lange betrieben, aber wirklich populär ist sie in diesem Bereich erst in den letzten Jahrzehnten geworden. Aus diesem Grund kann man leider auf noch nicht so viele Erfahrungen zurückgreifen wie in der Humanheilkunde.

Bei richtiger Anwendung sind die Salze so gut wie nebenwirkungsfrei und haben auch kaum Wechselwirkungen mit anderen Therapien.

Anders sieht es bei Mineralien und Spurenelementen aus. Werden sie überdosiert, kann es zu einer erheblichen Störung des Organismus kommen und in der Folge zu Symptomen und Erkrankungen. Deshalb sollte man nie ohne Grund (zum Beispiel bei einem durch ein Blutbild belegten Mangel) große Mengen von Mineralien verfüttern. Darüber hinaus ist die richtige Diagnose wichtig, um das passende Salz für die jeweilige Erkrankung auszuwählen.

Trotz aller Vorteile ersetzt sie nicht den Tierarzt oder Heilpraktiker. Deshalb gilt: Der Anwendung von Schüßler-Salzen sollte immer eine genaue Diagnose durch einen Tierarzt oder Heilpraktiker vorausgehen. Nur so ist gewährleistet, dass schlimmere Erkrankungen ausgeschlossen werden können, bevor man die Behandlung mit den Salzen beginnt.

Darüber hinaus ist die richtige Diagnose wichtig, um das passende Salz für die jeweilige Erkrankung auszuwählen.

Die Geschichte der Schüßler-Salze

Mit Wurzeln in der Homöopathie

Benannt wurde diese Therapieform nach ihrem Begründer Dr. med. Wilhelm Heinrich Schüßler, der 1821 in der Nähe von Oldenburg geboren wurde.
Schon früh interessierte er sich für die Lehre von Samuel Hahnemann und die damit verbundenen homöopathischen Therapien. Mit über dreißig Jahren begann er sein Medizinstudium, das er 1857 mit Staatsexamen abschloss. Nach seinem Studium eröffnete er 1858 eine eigene Praxis und arbeitete von nun an als homöopathischer Arzt.
Doch nach einigen Jahren Praxiserfahrung begann er die homöopathischen Theorien kritisch zu betrachten. Er warf der Homöopathie vor, das immer neue Mittel auftauchten und andere verworfen wurden. Außerdem gab es auch zur damaligen Zeit schon hunderte von Mitteln, sodass es in einem akuten Notfall fast unmöglich war, schnell das richtige Mittel zu finden.
Aus diesem Grund war es Schüßlers erklärtes Ziel, eine einfache und auch für den Laien zugängliche Therapie zu entwickeln.
Angeregt durch die neuesten medizinischen und biochemischen Erkenntnisse und Forschungen, die die Wirkung von Mineralsalzen auf die Körperzellen und den Organismus beschrieben, begann er in diesen Bereichen zu forschen. Er untersuchte die Asche von Verstorbenen auf ihren Gehalt an Mineralstoffen und stellte einen Zusammenhang zwischen Mineralmangel und den Erkrankungen der Verstorbenen her.
Nach einiger Zeit gelang es ihm herauszufinden, welche Mineralstoffe hauptsächlich im Körper vorkommen, welche Aufgaben sie haben und welche Erkrankungen durch einen Mangel ausgelöst werden.
So fand er seine zwölf Schüßler-Salze, mit denen er von nun an arbeitete.
Eines davon verwarf er jedoch kurz vor seinem Tod 1898, weil er sich nicht sicher war, ob es wirklich dauerhaft im Körper vorkommt.
Deshalb werden in seinem 1873 veröffentlichten Werk »Eine abgekürzte Therapie« neben seinen Lehransätzen nur elf Salze und ihre Wirkung beschrieben.
Kurze Zeit nach seinem Tod fand man heraus, dass dieses Salz durchaus im Körper vorkommt und so wurde es wieder ergänzt und ist heute die Nummer 12, »Calcium sulfuricum«.
Alle Salze sind in alphabetischer Reihenfolge geordnet, außer Salz Nr. 12, weil es erst später wieder hinzugefügt wurde.
Gerade zu Anfang seiner Forschungen und seiner ersten Veröffentlichungen zum Thema Schüßler-Salze wurde er von Homöopathie-Kollegen stark angegriffen.
Doch auch seine größten Kritiker sahen nach einiger Zeit, dass er mit dem, was er tat, Erfolg hatte, und verstummten. Sogar Samuel Hahnemann erkannte, dass einige seiner Mittel durch die Hinzugabe von Mineralstoffen wirksamer wurden.

Schüßler starb am 30. März 1898 im, für damalige Zeiten, stolzen Alter von 77 Jahren. Nach Schüßlers Tod fand man im Zuge der modernen Forschung noch viele weitere Mineralstoffe im menschlichen und tierischen Organismus. So wurden die Schüßler-Salze um weitere 15 Salze ergänzt; diese Salze bezeichnet man als Ergänzungssalze.

Wie wirken Schüßler-Salze?

Der Grundgedanke der Therapie:

»Jede heilbare Erkrankung ist auf einen Mangel an bestimmten Mineralstoffen zurückzuführen und lässt sich durch die Zufuhr von diesen heilen.«

Kommt es in den Körperzellen des Pferdes zu einem Mineralsalzmangel, dann erkrankt es nach einiger Zeit. Eine Gabe der richtigen Salze hilft den Zellen, den Mangel zu beseitigen und das Pferd zu heilen.
Wichtig zu wissen ist, das Schüßler-Salze in den Körperzellen keinen vorhandenen Mangel ausgleichen, sondern den Körper dazu anregen, die mit der Nahrung aufgenommenen Mineralien besser zu verwerten und zu speichern.
Die Salze dienen demnach als Funktionshersteller, deshalb haben sie auch den Beinamen Funktionsmittel. Dabei ist es wichtig, immer auf eine ausgewogene Ernährung seines Pferdes achten, um Ihm so die Möglichkeit zu geben, genügend Mineralstoffe mit der Nahrung aufzunehmen. Nur so können die Schüßler-Salze optimal wirken.
Aber Vorsicht: Ein Überangebot an Mineralien und Spurenelementen (zum Beispiel durch die übertriebene Gabe von Zusatzfuttermitteln) kann wiederum auch krank machen.
Eine andere Bezeichnung der Schüßler-Salze ist Salze des Lebens, denn ohne Mineralien kann kein Organismus existieren.

Wie werden die Salze am besten aufgenommen?

Im Idealfall sollten die Salze über die Mundschleimhaut aufgenommen werden, so werden sie im Magen nicht durch die Magensäure in ihrer Wirkung beeinflusst.
Wie man die Salze am besten eingibt, wird auf Seite 14 beschrieben.

Die Anwendung von Schüßler-Salzen

Wie erkennt man einen Mangel an Mineralsalzen?

Einen Mineralsalzmangel erkennt man an:

1. Symptomen/Erkrankungen, die Ihr Pferd zeigt
2. körperlichen Veranlagungen (wie z. B. bei Mangel an der Nr. 1, eine Neigung zu Verhärtungen, Sehnenschwäche etc.)
3. körperlichen Merkmalen wie stumpfem Fell, Juckreiz etc.
4. psychischen Auffälligkeiten

Beim Menschen ist es etwas einfacher. Hier gibt es die sogenannte Antlitzdiagnose des Gesichts, wo Hautfarbe, Hautbeschaffenheit, Hautfalten, Verfärbungen im Gesicht etc. Aufschluss darüber geben, welches Salz im Körper fehlt. Leider lassen sich diese Merkmale beim Pferd nur bedingt nutzen.

Bei welchen Erkrankungen kann man Schüßler-Salze anwenden?

Prinzipiell ist es sinnvoll, sich als Allererstes mit allen 12 Hauptsalzen vertraut zu machen und deren Hauptwirkbereiche kennenzulernen. So lassen sich später besser die richtigen Salze finden. Für fast alle Erkrankungen lässt sich das richtige Salz finden. Genau das war ja Dr. Schüßler erklärtes Ziel – mit wenigen Mitteln eine Vielzahl von Erkrankungen behandeln zu können und so eine einfache und übersichtliche Therapieform zu erschaffen.

Dennoch sei davor gewarnt, bei schweren oder akuten Erkrankungen sein Pferd im Alleingang zu behandeln. Hier sollten Schüßler-Salze nur als Unterstützung zur tierärztlichen Behandlung gegeben werden.

Wie finde ich das richtige Salz für mein Pferd?

In der Schüßler-Salze-Therapie kann man mehrere Wege einschlagen, um das richtige Salz zu finden. Eine Möglichkeit ist es, Krankheit XY mit dem dafür empfohlenen Salz Nr. XY zu behandeln, doch bei vielen Erkrankungen findet man gleich eine Reihe von Salzen, die helfen können. Was nun?

Hier kommt der Ansatz der meisten naturheilkundlichen Therapien zum Tragen, »die Betrachtung der Ganzheitlichkeit«. Mit Ganzheitlichkeit ist gemeint, dass man nicht nur Symptome oder spezifische Erkrankungen behandelt, sondern Körper und Psyche als Ganzes betrachtet.

Welche körperlichen Merkmale hat mein Pferd? Ist es zu dünn? Zu dick? Sind die Muskeln straff oder zu schlaff? Wie ist seine Haut? Wie sehen seine Ausscheidungen aus? Welche Erkrankungen hat es aktuell, welche hatte es schon in seinem Leben? Ist es ängstlich oder selbstbewusst? Dominant oder unsicher? All diese Dinge können helfen, das richtige Mittel zu finden.

Körpermerkmale weisen den Weg

In der Humanmedizin haben sich bei der Therapie mit Schüßler-Salzen, vor allem die sogenannten Antlitzdiagnosen zur Mittelfindung bewährt. Anhand von körperlichen Merkmalen wie Haar-, Zunge-, Haut- und Nagelveränderungen erkennt der erfahrene Therapeut sofort, welches Salz dem Patienten fehlt.
Die Hauptmerkmale von Calcium phosphoricum sind zum Beispiel eine wächserne oder käsige Färbung in bestimmten Bereichen des Gesichtes. Die Zunge ist pelzig, weißlich belegt, der Geschmack im Mund eher süßlich.
Aber auch die Gesamtkonstitution wird beurteilt. Menschen mit Mangel an Salz Nr. 2 sind schlaksig, dürr, matt und eher schwächlich veranlagt. Psychisch sind Patienten, die an einem Mangel an Salz Nr. 2 leiden, eher furchtsam und schreckhaft.
Genauso ist es auch bei unseren Pferden, nur leider stehen uns hier nicht so viele äußerliche Merkmale zur Verfügung wie bei den Menschen. Denn z. B. die bei Menschen für die Mittelfindung so wichtige Hautfarbe lässt sich bei Pferden nicht bestimmen. Bei den psychischen Merkmalen ist es etwas einfacher, hier können die meisten Besitzer viel über ihre Pferde erzählen. Da die Schüßler-Salze-Therapie bei Pferden noch eine recht neue Therapieform ist, kann man leider noch nicht auf so viele Erfahrungen wie in der Humanheilkunde zurückgreifen. Trotzdem finden Sie bei jedem der zwölf Hauptsalze Beschreibungen zum jeweiligen Pferdetyp. Auch wenn sie vielleicht nicht so ausführlich beschrieben sind wie beim Menschen, sind sie trotz allem eine große Hilfe, das richtige Mittel zu finden.

Weitere Kriterien zur Mittelwahl

Wenn zu viele Salze in Betracht kommen, helfen folgende weitere Merkmale bei der genauen Auswahl:

- falls Absonderungen/Auswurf vorhanden sind, welche Farben und Konsistenz haben sie?
- Psyche
- Mangelerscheinungen/Pferdetypus
- Wie lange besteht die Erkrankung?

Unterschiede zur Homöopathie

1. Bei der Schüßler-Salze-Therapie wird nicht mit dem Ähnlichkeitsprinzip gearbeitet, sondern es wird Fehlendes ergänzt.
2. Es werden nur Stoffe (Salze) verwendet, die im menschlichen Körper vorkommen. In der Homöopathie ist das anders, hier werden auch Pflanzen, Gifte, tierische Substanzen usw. verwendet.
3. Es gibt keine Erstverschlimmerungen. Bei homöopathischen Mitteln in hohen Potenzen (C30 aufwärts) kann es zu einer Erstverschlimmerung der Symptome kommen. Diese bildet sich zwar meist schnell zurück, aber trotzdem sollten hohe Potenzen nur in Absprache mit einem Therapeuten verabreicht werden.
4. Die Salze gibt es in festgelegten Potenzen, entweder D6 oder D12. In der Homöopathie entscheidet man von Fall zu Fall, welche Potenz gewählt wird.
5. Schüßler-Salze werden viel höher dosiert, bei der klassischen Homöopathie werden zum Teil nur ein einziges Mal einige Globuli gegeben.

Ähnlichkeitsprinzip der Homöopathie

Das Ähnlichkeitsprinzip, oder auch Simile-Regel genannt, auf dem die gesamte klassische Homöopathie nach Hahnemann beruht, war eher eine Zufallsentdeckung. Hahnemann las, dass Chinarinde gegen Magenschmerzen helfen solle, und nahm diese ein. Doch anstatt zu helfen, verursachte die Einnahme schwere Symptome. Es wurde ihm zunächst kalt, dann war er matt und schläfrig, sein Herz raste, er wurde ängstlich und zitterte. Er bekam Fieber mit Klopfen im Kopf, roten Wangen, Durst und steife Gelenke. All diese Symptome kannte er von einer vergangenen Malariaerkrankung und überlegte, ob Chinarinde nicht bei Malaria helfen könne. Er begann, Malariaerkrankten Chinarinde zu geben, und es half. Doch da manche Erkrankten heftig auf die Chinarinde reagierten, beschloss er, sie zu verdünnen und hatte damit großen Erfolg (so entstand die Potenzierung).

Von nun an begann Hahnemann, gesunden Menschen die verschiedensten Mittel zu geben, und notierte sorgfältig, welche Symptome sie erzeugten. Genau bei diesen Krankheitssymptomen setzte er ab diesem Zeitpunkt die Mittel mit großem Erfolg ein.

Um das Ganze noch etwas anschaulicher zu gestalten, hier noch zwei Beispiele:

- Hat ein Kranker Symptome wie Schwindel, Übelkeit, Erbrechen und einen roten Kopf, hilft ihm das homöopathische Mittel Belladonna (Tollkirsche). Wenn hingegen ein Gesunder Tollkirschen isst, entwickelt er ähnliche Symptome wie der Kranke, z. B. Schwindel, Übelkeit, Erbrechen usw. Hier verursacht also die Tollkirsche ähnliche Symptome, wie sie der Erkrankte hat, es wird demnach Ähnliches mit Ähnlichem behandelt.
- Ein Pferd wird von einer Wespe gestochen, doch anstatt jetzt homöopathisch aufbereitetes Wespengift (Vespa) zu geben, gibt man Bienengift (Apis), also etwas Ähnliches.

Herstellung und Potenzierung

Als Potenzierung bezeichnet man die Verdünnung des Ursprungsstoffes in einem bestimmten Verhältnis. Die Ursprungssubstanz wird in vielen einzelnen Schritten verdünnt oder verrieben und zwischendurch immer wieder verschüttelt, um Energie zuzuführen.

> D1 bedeutet, dass es sich um eine Verdünnung von 1:10 handelt. Die Salze sind in der Regel
> D6 = 1:1.000.000 oder
> D12 = 1:1.000.000.000.000 verdünnt.

Ab D23 ist übrigens kein Molekül der Ursprungssubstanz mehr nachweisbar.

Potenzierung und Wirkungen auf den Körper

Als Verabreichungsform wählte Schüßler bewusst die Potenzierung, auch wenn er seine Therapieform als nicht homöopathisch bezeichnete.
Schüßler war der Meinung, dass potenzierte Stoffe besser und schneller vom Körper aufgenommen werden könnten und so in die Zellen gelangen. Nach einigen Studien an Patienten legte er außerdem für jedes Salz eine Potenz fest, in der es am besten wirkte.
Diese Potenzen (D6 oder D12) werden bis heute hauptsächlich verwendet. Erfahrene Therapeuten greifen aber auch hin und wieder auf andere Potenzen zurück.

Verabreichung und Dosierung

Innerliche Anwendung

Am besten werden die Tabletten in etwas warmem Wasser aufgelöst und mit einer Spritze ins Maul gegeben. Bei dieser Methode werden die Salze direkt von der Mundschleimhaut aufgenommen und nicht heruntergeschluckt.
Ansonsten kann man sie auch pur füttern (manche Pferde fressen die Tabletten sehr gerne) oder unter das Futter mischen. Bei diesen Methoden werden die Salze allerdings nicht so gut vom Körper aufgenommen.

Dosierung und Dauer

Die Dosierung richtet sich je nach der Erkrankung. Bei akuten Leiden sollte man in den ersten 3–4 Stunden halbstündlich 4 Tabletten geben, dann stündlich 4 Tabletten (bis 40 Tabletten am Tag). In den darauffolgenden Tagen ist eine Dosis von 5–6-mal 4–5 Tabletten täglich ratsam. Nach einer Woche oder bei Verschwinden der Beschwerden kann dann zur Normaldosierung übergegangen werden.
Bei chronischen Erkrankungen empfiehlt sich die Normaldosierung über einen langen Zeitraum (ein halbes bis ein Jahr).

> **Normaldosierung Warmblut** (ca. 500–600 kg): 3–4-mal täglich 4–5 Tabletten, bis 20 Tabletten täglich.
> **Akutdosierung Warmblut** (ca. 500–600 kg): halbstündlich 4 Tabletten, bis 40 Tabletten täglich.
> Ponys, Fohlen und sehr schwere Pferde erhalten entsprechend ihrem Gewicht mehr oder weniger Tabletten.

Es sollten nicht mehr als drei bis vier verschiedene Salze gleichzeitig gegeben werden.

Äußerliche Anwendung

Hierzu eignen sich Salben und Umschläge. Salben gibt es als Fertigprodukte in der Apotheke zu kaufen. Sie werden je nach Bedarf 1–3-mal täglich auf die betroffenen Stellen aufgetragen. Je nach Erkrankung können die Salben auch zu jeweils gleichen Teilen gemischt werden, eine Mischung sollte allerdings nicht aus mehr als drei Salben bestehen.
Je nach Erkrankung kann man die Salben sanft auftragen (z. B. bei Blutergüssen), einmassieren (z. B. bei Muskelverspannungen) oder Umschläge mit der Salbe machen (z. B. bei Sehnenzerrungen).
In manchen Fällen ist es sinnvoll, die einzelnen Salben miteinander zu kombinieren. Hierzu mischen Sie die jeweiligen Salben zu gleichen Teilen und tragen die Salbe wie gewünscht auf.
Auch Umschläge mit Tablettenbrei kommen als äußerliche Anwendung infrage. Hierzu werden einigen Tabletten mit etwas Wasser zu einem Brei verarbeitet.
Den Brei auf die betroffene Stelle streichen und mit einer Bandagierunterlage und Bandage umwickeln. Der Umschlag sollte mindestens 3–4 Stunden an der Stelle verbleiben.
Breiumschläge eignen sich besonders bei nässenden oder fettigen Hautleiden, da hier eine fetthaltige Creme die Erkrankung/Symptome verschlimmern würde.

Wo bekomme ich Schüßler-Salze?

In der Apotheke (auch Internetapotheke). Hier sollte man Preise vergleichen, denn manche Hersteller sind deutlich günstiger als andere. Bei der Herstellung unterliegen alle den strengen Vorschriften des Homöopathischen Arzneibuches (HAB) und so ist die Qualität bei allen Firmen gleich.
Da Schüßler-Salze beim Pferd meist sehr hoch dosiert und längere Zeit gegeben werden, sollte man direkt größere Packungseinheiten kaufen. So lässt sich einiges an Geld sparen.

Nebenwirkungen und Grenzen

Schüßler-Salze haben sogar bei einer Überdosierung im Gegensatz zu Mineralien und Spurenelementen wie Magnesium, Kalzium, Eisen, Selen und Co. keine bzw. fast keine Nebenwirkungen. Einzig bei einer bekannten Lactose-Intoleranz sollte man auf die Gabe von Tabletten, die Milchzucker enthalten, verzichten und lieber Tropfen geben. Dennoch sollte man sie nur mit Bedacht einsetzen, schließlich handelt es sich auch bei den Salzen um Medikamente.

Kombination mit anderen Therapieformen

Die Schüßler-Salze-Therapie lässt sich sehr gut mit anderen Therapieformen kombinieren. Da manche Salze einige Zeit brauchen, um zu wirken, kann besonders bei akuten oder schweren Erkrankungen eine Kombination mit anderen Therapienformen von Vorteil sein.
Man sollte lediglich darauf achten, dass zwischen den innerlichen Gaben von verschiedenen Mitteln (z. B. Bach-Blüten, Kräuter, Homöopathie) ein bis zwei Stunden Zeit liegen. So wird gewährleistet, dass sich die einzelnen Mittel nicht in ihrer Wirkung beeinflussen oder diese sogar aufheben.

Wichtig – Notfälle und schwere Erkrankungen gehören prinzipiell immer erst mal in die Hände eines Tierarztes.
Aber auch bei allen anderen Erkrankungen sollte man immer zuerst den Tierarzt oder Heilpraktiker kontaktieren! Denn nur mit einer genauen Diagnose lassen sich die richtigen Salze finden und nur so lässt sich der richtige Weg zu einer erfolgreichen Behandlung einschlagen.

Übersicht der Haupt- und Ergänzungssalze

Die 12 Hauptsalze

Schüßler arbeitete zu seinen Lebzeiten ausschließlich mit den 12 Hauptsalzen, von denen er Calcium sulfuricum (Nr. 12) kurz vor seinem Tod wieder verwarf. Er wollte seine Patienten nur mit Salzen behandeln, von denen er sich sicher war, dass sie permanent im Körper vorkommen. Bei der heutigen Nummer 12 war er sich dessen unsicher und so entfernte Schüßler dieses Salz wieder aus seiner Liste.
Aber schon kurz nach seinem Tod erkannten seine Nachfolger, dass Calcium sulfuricum durchaus dauerhaft im Körper vorkommt und ergänzten es wieder. Mit den 12 Hauptsalzen kann man fast alle Erkrankungen behandeln und die körpereigenen Heilungskräfte aktivieren.
Um seine Pferde erfolgreich mit Schüßler-Salzen zu behandeln, sollte man von allen 12 Salzen die Hauptwirkung kennen. So kann man im Krankheitsfall leichter erkennen, welches Salz das richtige ist.
Gerade zu Beginn ist es ratsam, sich auf die Behandlung mit den 12 Hauptsalzen und deren Wirkungen zu beschränken. So bleibt die Therapie übersichtlicher und somit leichter anzuwenden.
Hat man einige Erfahrung im Umgang mit den 12 Hauptsalzen gesammelt, besteht immer noch die Möglichkeit, auf die 15 Ergänzungssalze zurückzugreifen.
Zu jedem Hauptsalz gibt es auch eine passende Salbe, die sich zur äußeren Anwendung eignet. Die Salben sind in ihrer Wirkung den entsprechenden Salzen sehr ähnlich und können sehr gut mit den passenden Salzen kombiniert werden.

Nummer 1 Calcium fluoratum D12

> Salz des Bindegewebes, der Haut und der Gelenke
> Elastizitäts- und Wachstumsmittel

Nummer 2 Calcium phosphoricum D6

> Salz der Knochen und Zähne
> Aufbau- und Ausbildungsmittel

Nummer 3 Ferrum phosphoricum D12

> Salz des Immunsystems
> Erste-Hilfe-Salz (1. Phase der Entzündung)
> Fiebermittel

Nummer 4 Kalium chloratum D6
> Salz der Schleimhäute
> Entzündungsmittel (2. Phase der Entzündung)

Nummer 5 Kalium phosphoricum D6
> Salz der Nerven
> Schwächemittel

Nummer 6 Kalium sulfuricum D6
> Salz der Haut und Leber
> chronische Erkrankungen
> Entzündungsmittel (3. Phase der Entzündung)

Nummer 7 Magnesium phosphoricum D6
> Salz der Muskeln und Nerven
> Krampf- und Schmerzmittel
> Akutmittel

Nummer 8 Natrium chloratum D6
> Salz des Flüssigkeitshaushaltes

Nummer 9 Natrium phosphoricum D6
> Salz des Stoffwechsels
> Entsäuerungsmittel

Nummer 10 Natrium sulfuricum D6
> Salz der Entgiftung und Ausscheidung
> Leber-, Entschlackungs- und Stoffwechselmittel

Nummer 11 Silicea D12
> Salz des Bindegewebes und der Haut
> Altersmittel

Nummer 12 Calcium sulfuricum D6
> Salz der Regeneration und Reinigung
> Eitermittel

Die 15 Ergänzungssalze

Auch nach Schüßlers Tod ging die Forschung in Sachen Biochemie weiter und es wurden noch 15 weitere biochemische Salze ergänzt. Schüßler konnte sie zur damaligen Zeit noch nicht im Körper nachweisen, da sie in geringeren Mengen als die 12 Hauptsalze vorkommen. Der Nachweis war erst mit modernen Analyseverfahren möglich.
Die 15 Ergänzungssalze haben allerdings den Status der zwölf Hauptsalze nie erreicht und viele Therapeuten arbeiten ausschließlich mit den Salzen 1 bis 12. Deshalb sind auch nur wenige Details und Forschungsergebnisse zu den Ergänzungssalze bekannt.

In der Praxis bewährt

In der Praxis ist der Einsatz der Hauptsalze meist ausreichend, aber dennoch gehören auch die Ergänzungssalze zu unserem Körper und haben sich bei verschiedensten Erkrankungen bewährt.
Vor der Anwendung der 15 Ergänzungssalze sollten Sie allerdings Erfahrung im Umgang mit den zwölf Hauptsalzen haben, oder einen Schüßler-Therapeuten hinzuziehen.

Nummer 13 Kalium arsenicosum D6

> Hautmittel
> Schwächemittel

Nummer 14 Kalium bromatum D6

> Beruhigungsmittel

Nummer 15 Kalium iodatum D6

> Schilddrüsenmittel

Nummer 16 Lithium chloratum D6

> Schmerzmittel
> Nervenmittel

Nummer 17 Manganum sulfuricum D6

> Ergänzungssalz zur Nr. 3
> Blutmittel

Nummer 18 Calcium sulfuratum D6

> Erschöpfungsmittel
> Ausleitungsmittel

Nummer 19 Cuprum arsenicosum D12
> Krampfmittel

Nummer 20 Kalium aluminium sulfuricum D6
> Entspannungsmittel für die Muskulatur

Nummer 21 Zincum chloratum D6
> Nervenmittel
> Immunsystem

Nummer 22 Calcium bicarbonicum D6
> Erschöpfungsmittel

Nummer 23 Natrium bicarbonicum D6
> Entsäuerungsmittel
> Ausscheidungsmittel

Nummer 24 Arsenum iodatum D6
> Hautmittel
> Allergiemittel

Nummer 25 Aurum chloratum natronatum D6
> Rhythmusmittel
> Frauenmittel

Nummer 26 Selenium D6
> Zellschutz- und Lebermittel

Nummer 27 Kalium bichromicum D6
> Stoffwechselmittel
> Kohlenhydrat- und Fettverdauung

Beschreibung der 12 Hauptsalze und der 15 Ergänzungssalze

Auf den folgenden Seiten finden Sie die Beschreibung der 12 Hauptsalze und der 15 Ergänzungssalze.
Im Anschluss an dieses Kapitel befindet sich ein umfangreiches Krankheits- und Symptomverzeichnis, das helfen soll, nach einer genauen Diagnose vom Tierarzt oder Heilpraktiker die richtigen Schüßler-Salze zu finden.

Aufbau der einzelnen Beschreibungen

> NAME: Nummer des Salzes, lateinischer, chemischer und deutscher Name
> POTENZ: in der angegebenen Potenz hat Schüßler die Salze verwendet, es gibt die Schüßler-Salze zwar auch in anderen Potenzen, aber die sollten nur von Therapeuten verschrieben werden. Als Pferdebesitzer nutzen Sie bitte die empfohlenen Potenzen.
> ALLGEMEINES: soll helfen, das Salz besser kennenzulernen und fasst die Hauptwirkung zusammen
> WIRKUNGSORT/VORKOMMEN: in welchen Körperteilen, Organen die Salze vorkommen und wo sie wirken.
> WIRKRICHTUNGEN: beschreiben die allgemeinen Wirkungen, die das Salz auf den Organismus hat
> TYPUS/MANGELZEICHEN: helfen anhand von körperlichen und charakterlichen Zeichen, das richtige Mittel zu finden
> ANWENDUNGSGEBIETE: nach Körperregionen und Organsystemen unterteilt
> MODALITÄTEN: unter welchen Umständen sich die Symptome verbessern oder verschlechtern – eine weitere wichtige Hilfe für die richtige Mittelwahl
> SALBE: Allgemeines und Anwendungsgebiete

Nr. 1 Calcium fluoratum, Calciumfluorid, Flussspat D12

- **Das Salz des Bindegewebes, der Haut und der Gelenke**
- **Elastizitäts- und Wachstumsmittel**

Allgemeines

Calcium fluoratum macht: »Hartes weich und elastisch und Weiches fest und elastisch.« Es ist an der Bildung der schützenden Hüllen des Körpers beteiligt und wirkt positiv auf Knochen, Zähne, Hufhorn, Epidermis und Bindegewebe.
Außerdem ist es für die Elastizität von Zellmembranen, allen Fasern, Gefäßwänden und der Haut wichtig. Es wirkt ausgleichend und regulierend auf sie und unterstützt sie so in ihrer Funktion.
Es steht in engem Zusammenhang mit Keratin (Hornstoff), Kollagen und Elastin, all diese Stoffe sind wichtig für die Elastizität der Körpergewebe.
Kommt es zum Beispiel zu einem Überschuss an Hornstoff, bilden sich Schwielen, Verhärtungen und Überbeine, hilft hier die Nr. 1, diese abzubauen.
Durch seine Wirkung auf die Bildung von Knochen, Knorpel, Bindegewebe, Haut, Sehnen etc. eignet es sich besonders gut zur Aufzucht von jungen Pferden und wird auch als Wachstumssalz bezeichnet.
Die Nr. 1 ist ein sehr langsam wirkendes Mittel, deshalb sollte die Einnahme über lange Zeit (½–1 Jahr) geschehen.

Anmerkung

Bei jungen Pferden und tragenden Stuten ist die Gabe von Salz Nr. 1 Calcium fluoratum und Salz Nr. 2 Calcium phosphoricum sehr zu empfehlen, beide ermöglichen ein ideales Wachstum und die optimale Ausbildung von Knochen, Sehnen, Bändern etc.

Wirkungsorte/Vorkommen

Knochen, Knorpel, Bindegewebe, Haut, Sehnen, Bänder, Zahnschmelz und die Gefäße.

Wirkrichtung

> kräftigt das Stützgewebe
> erhält und fördert die Elastizität der Gewebe
> wirkt gegen Verhärtungen
> ist an der Bildung von Zahnschmelz, Zähnen, Knochen und Periost (äußere Knochenschicht) beteiligt.
> hat eine straffende Wirkung bei Gewebserschlaffung
> wirkt regulierend auf Keratin

Calcium-fluoratum-Typus/Mangelzeichen

ALLGEMEINZUSTAND: eher magere, schwache Pferde, Hängebauch
GELENKE: Neigung zu Schwellungen und Überbeinen, Schwäche von Sehnen, Bändern und Gelenken
FELL/HAUT: Verhärtungen, glanzloses Fell, stumpf, Pilzbefall, Warzen, Zysten, Ekzem, schlaffe Haut, Schwielen
HUFE: spröde, rissig, wachsen schlecht, Strahlfäule
AUSSCHEIDUNGEN/ABSONDERUNGEN: ätzend, körnig, Kügelchen, hart, trocken, leicht gelb, nässend
PSYCHE: ängstlich, unruhig, unkonzentriert, haben kein Selbstvertrauen, sind sehr vorsichtig, schnell erschöpft und haben Probleme mit Veränderungen.
SONSTIGES:
> lockere Zähne
> harte Drüsen
> allgemeine Steifheit, brauchen oft lange, um sich einzulaufen

Anwendungsgebiete

BEWEGUNGSAPPARAT: Bänder- und Sehnenschwäche, Überstreckbarkeit der Gelenke, Gelenkschwellung, Arthrose, Arthritis, Zerrungen, Frakturen, Überbeine, Banderkrankungen, Blutergüsse, Chipbildung, Elastizitätsverlust, Fissuren, Gallen, Gelenkschwäche, Gelenkschwellungen, schlechte Hufe, Hufrehe, Hufrollenentzündung, Kallusbildung, Kissing Spines, Knorpelschäden, Knochenbrüche, Knochenaufbau, Muskelriss, Muskelverhärtung, Muskelzerrung, Prellungen, Sehnen- und Sehnenscheidenerkrankungen, Spat, Überbeine, Zerrungen
HAUT: schlecht heilende Wunden, Hautausschläge, nässendes Ekzem, Abszess, Bindegewebsaufbau, Furunkel, Hautpilz, Mauke (bei allen Hautleiden auch an die Salbe denken!), Warzen, Furunkel, Hornhaut, Schwielen, Schuppen, Narben (besonders verhärtete)
HUFE: Hufdeformationen, zu weiche Hufe, Hufrollenentzündung, trockene, rissige Hufe,
HORMONSYSTEM: Euterentzündung, Fehlgeburt, Gebärmuttersenkung, Geburt (Erleichterung, Vorbereitung, Rückbildung der Gebärmutter), Kastration, Milchproduktion anregend, zu starke Rosse
JUNGE PFERDE: Entwicklungsstörungen, Knochendeformierung, Wachstumsschmerzen, Nabelbruch, allgemeine Wachstumsunterstützung
ATEMWEGE: bellender Husten, Druse
ZÄHNE: Karies, Parodontose, Zahnaufbau, Zahnfleischschwund, Zahnprobleme aller Art

SONSTIGES:

- Verhärtungen aller Art
- bei alten Pferden zur Unterstützung der Elastizität von Gefäßen, Bändern, Sehnen etc.
- Schwellungen und Verhärtungen von Drüsen und Lymphknoten
- Organsenkungen, Augenerkrankungen (grauer Star), Schwerhörigkeit, Abmagerung
- Drüsenverhärtungen, Warzen, Arterienverkalkung
- harte Lymphknoten

Modalitäten

VERBESSERUNG durch Wärme, mäßige Bewegung, nach dem Fressen; VERSCHLECHTERUNG durch Kälte, Nässe, Zugluft, Wetterwechsel, starke Bewegung, nach längerer Pause

Salbe

Calcium-fluoratum-Salbe macht verhärtetes Gewebe wieder weich und instabiles schlaffes Gewebe straff und elastisch. So ist sie ideal bei allen Hauterscheinungen, die mit Verhärtungen einhergehen, und um zu schlaffes Gewebe wieder zu festigen. Die Haut ist rissig, hart, schlaff, sehr pflegebedürftig, sensibel und fühlt sich oft wie gegerbt an. Es bilden sich häufig trockene, harte Borken.

Anwendungsgebiete

- bei Erschlaffung der elastischen Gewebe
- Verhärtungen der Haut
- Hornhaut
- Rissige Haut (Mauke)
- Schrunden
- verhärtete Lymphknoten
- Bänderschwäche in Kombination mit Nr. 11
- Narbengewebe
- eiternde Fisteln
- Warzen
- Drüsenverhärtungen
- Geschwüre mit hartem Rand

Nr. 2 Calcium phosphoricum, Calciumphosphat D6

- Salz der Knochen und Zähne
- Aufbau- und Ausbildungsmittel

Allgemeines

Calcium phosphoricum ist das Aufbaumittel und Stärkungsmittel in der Schüßler-Salze-Therapie. Deshalb eignet es sich besonders zur Einnahme nach Krankheiten oder bei allgemein schwächeren Pferden. Es regelt den Eiweißhaushalt in den Zellen und wirkt positiv auf die Zell- und Blutneubildung.
Außerdem unterstützt es den Aufbau der Strukturen, die sich in den von Salz Nr. 1 Calcium fluoratum gebildeten schützenden Hüllen befinden, und lässt sich deshalb sehr gut mit ihm kombinieren.
Da Calcium phosphoricum besonders viel in Knochenzellen enthalten ist, stabilisiert es diese und hilft bei der Neubildung, besonders der inneren Knochenschichten.
Durch seine aufbauende und unterstützende Wirkung im Bereich der Körperzellen, des Blutes und der Knochen ist Calcium phosphoricum auch besonders gut für tragende Stuten und Fohlen geeignet. Auch hier lässt es sich sehr gut mit Salz Nr. 1 Calcium fluoratum kombinieren.
Durch seine positive Wirkung auf die Ausbildung von Knochen, Zähnen, Sehnen etc. wird die Nr. 2 in der Humanheilkunde auch als Kindermittel bezeichnet.
Außer auf die Knochen und deren Wachstum wirkt es auch besonders gut auf die Muskulatur, dort entspannt und entkrampft es.
Auf die Muskulatur wirkt es recht schnell, bei Knochenerkrankungen muss es genau wie Salz Nr. 1 über eine längere Zeit (½–1 Jahr) gegeben werden.

Wirkungsorte/Vorkommen

Knochen, Zähne, Muskeln, Nerven und Blutbildung.

Wirkrichtung

> wichtig für die Zellbildung, besonders auf die Knochenzellen
> reguliert den Symphatikus
> fördert die Kallusbildung
> Eiweißaufbau
> beteiligt an der Blutgerinnung
> entspannt, entkrampft und beruhigt Muskeln und Nerven.
> wirkt blutbildend
> neutralisiert Säuren

Calcium-phosphoricum-Typus/Mangelzeichen

ALLGEMEINZUSTAND: zarte, sehr bewegliche, hochgewachsende oder schnell wachsende Pferde, die oft mager sind, aber trotzdem einen dicken Bauch haben. Sie frieren leicht, sind schnell erschöpft und leiden manchmal an Anämie (Blutarmut).
MUSKELN: schwache Muskulatur, Neigung zu Krämpfen
FELL/HAUT: feinhäutig, empfindlich, schwitzen viel, Juckreiz, trockene Haut, Schuppen
HUFE: eher weich
AUSSCHEIDUNGEN/ABSONDERUNGEN: eiweißhaltig, flockig, weiß, fadenziehend
PSYCHE: schreckhaft bis panisch, explosiv, kleben oft und haben Verlassensängste, sind unkonzentriert und angespannt, Gedächtnisschwäche, Angst

Anwendungsgebiete

BEWEGUNGSAPPARAT: Arthritis, Arthrose, Knochenbrüche, Bänderschwäche, Muskelkrämpfe, -schwäche und -schwund, Gallen, Gelenkschmerzen, Gelenkschwäche, Gelenkschwellung, Hufbeinentzündung, Kallusbildung, Kissing Spines, Knochenbrüche, Knochenaufbau, Prellungen, Spat, Überbeine, Zerrungen
HAUT: starke Schweißbildung, Juckreiz, trockene Haut, Schuppen, Haarausfall (büschelweise)
BLUT: Anämie, nach Blutverlust (hilft bei der Neubildung)
ATMUNGSORGANE: Asthma (wirkt entkrampfend), Krampfhusten, bellender Husten, Entzündung von Kehlkopf und Rachen
JUNGE PFERDE: Wachstumsschmerzen bei Fohlen und Jungpferden, Fehlstellungen, Zahnwechsel, Entwicklungsstörungen
HERZ-KREISLAUF: Durchblutungsstörungen, Arterienverkalkung, Herzrhythmusstörungen, Herzstärkung, Kreislaufstärkung
HORMONSYSTEM: nach einer Fehlgeburt, Geburtserleichterung, Milchproduktion anregend, zu starke Rosse, zur Unterstützung während der Trächtigkeit
ALLGEMEINZUSTAND: in der Rekonvaleszenzzeit nach Erkrankungen, zur allgemeinen Unterstützungen bei allgemein schwachen Patienten, Abmagerung durch Schwäche, Gedächtnisschwäche, Lichtempfindlichkeit
NIERE, BLASE, HARNWEGE: Vorbeugung Blasensteine, Harngrieß, Nierengrieß
SONSTIGES:

- Allergien, Anämie, blutgerinnungsfördernd, Blutungsneigung, Aktivierung der Blutkörperchen, immunstärkend, Allergien
- Lymphknotenschwellung, Nervenschmerzen
- Karies, Zahnaufbau, kurbelt den Stoffwechsel an, Schwäche

Modalitäten

VERBESSERUNG durch Wärme, leichte und gleichmäßige Bewegung, VERSCHLECHTERUNG in Ruhe, aber auch bei zu großer Anstrengung, Wetterwechsel, Hitze

Salbe

Calcium phosphoricum hat einen sehr engen Bezug zum Knochensystem, da es unter anderem für den Knochenaufbau zuständig ist. Deshalb lässt sich die Salbe besonders gut bei allen Beschwerden, die in Verbindung mit dem Knochensystem stehen, einsetzen.

Anwendungsgebiete

> Knochenhautreizung
> Knochenschwäche bei Fohlen
> Knochenschmerzen
> verzögerte Knochenheilung
> Überbeine
> Muskelverspannungen
> Muskelkrämpfe
> Hautausschläge, -erkrankungen mit weißlich-gelben Krusten, Borken etc.

Nr. 3 Ferrum phosphoricum, Eisenphosphat, Blaueisenerz D12

- **Salz des Immunsystems**
- **Erste-Hilfe-Salz (1. Phase der Entzündung)**
- **Fiebermittel**

Allgemeines

Ferrum phosphoricum ist sozusagen der Ersthelfer am Ort des Geschehens. Egal, ob in der ersten Phase einer akuten Erkrankung oder einer Verletzung, Ferrum hilft zu lindern und zu heilen. Es ist das Mittel der ersten Phase (siehe Seite 31) und sollte sowohl als Salz als auch als Salbe in die Stallapotheke gehören, um bei akuten Erkrankungen Erste Hilfe zu leisten.
Es ist allgemein tonisierend, wirkt besonders gut zur Unterstützung der Immunabwehr und hilft am besten zu Beginn einer Infektionskrankheit oder als Prophylaxe. Außerdem hilft es gegen leichtes Fieber bis 38,9 °C, steigt das Fieber höher, sollte die Nr. 5 verwendet werden.
Genauso gut wirkt die Nr. 3 bei allen Arten von Verletzungen, besonders wenn diese mit pochenden Schmerzen, die sich durch Kälte bessern, einhergehen. Es ist quasi das Arnica der Schüßler-Salze.
Die Nr. 3 unterstützt die Bildung von roten Blutkörperchen und in Phasen körperlicher Belastung hilft es, Muskelkater vorzubeugen. Bei einem Mangel ist besonders die rechte Körperhälfte von den Beschwerden betroffen.

Wirkungsorte/Vorkommen

Blut, Blutgefäße, Muskelzellen, Gehirn, Leber, Drüsen und Darm

Wirkrichtung

> 1. Phase einer Entzündung
> immunstärkend
> hilft bei einer Vielzahl von akuten Erkrankungen
> entzündungshemmend
> allgemein stärkend und tonisierend
> verbessert Sauerstoffaufnahme und -transport
> verbessert die Sauerstoffzufuhr zur Muskulatur
> schmerzstillend
> regt die blutbildenden Organe an
> kurbelt den Stoffwechsel an

Ferrum-phosphoricum-Typus/Mangelzeichen

ALLGEMEINZUSTAND: Neigung zu Entzündungen, schnell erschöpft, schlapp, Konzentrationsmangel, oft helles Fell, müde, abgemagert
MUSKELN: schwach, oft Muskelkater
FELL/HAUT: nässende Entzündungen (wie z. B. Mauke, Ekzem), schlecht heilende Wunden, struppige Haare
AUSSCHEIDUNGEN/ABSONDERUNGEN: blutig, Blutungen, nässend
PSYCHE: Ferrum-Pferde sind sehr sensibel, erschöpft, müde/schwach und ängstlich, sie können aber in Stresssituationen explodieren oder aggressiv reagieren, Stimmungsschwankungen, antriebsschwach
SONSTIGES:
> pochende Schmerzen
> Futterverweigerung
> blasse Schleimhäute

Anwendungsgebiete

IMMUNSYSTEM: leichtes Fieber, stärkt das Immunsystem bei Infekten (vor allem zu Beginn einer Erkrankung)
ATEMWEGE: zu Beginn akuter Atemwegsinfekte, trockener Husten, Reizhusten, Entzündung Kehlkopf/Rachen, Allergie der Atemwege, Druse, Nebenhöhlenentzündung
BEWEGUNGSAPPARAT: Verletzungen aller Art, wie Verstauchungen, Prellungen, Blutergüsse, Muskelkater, Entzündungen etc., Arthritis, Fesselgelenksentzündung, Fissuren, Gallen, Gelenkschwellung, akute Genickbeule, Kreuzverschlag, Knochenhautentzündung, Knochenbrüche, Muskelentzündung, Muskelriss, Zerrungen, Quetschungen, Sehnenscheidenentzündung, Schleimbeutelentzündung
BLUT: Anämie, Aktivierung der Blutbildung, akute Blutungen, verbessert die Durchblutung, Eisenmangel
PSYCHE: Konzentrationsschwäche
HAUT: Sonnenbrand, Mauke, Abszess im Reifeprozess, Nesselsucht, Talgdrüsenentzündung, blutende Wunden, Insektenstiche, Fellwechsel
HORMONSYSTEM: Eileiter-, Eierstockentzündung, Euterentzündung, nach einer Fehlgeburt zur Stärkung, Gebärmutterentzündung, Geburtserleichterung, Geburtsvorbereitung, Rückbildung der Gebärmutter, Kastration vorher und nachher
AUGE: akute Bindehautentzündung, akuter Schub bei periodischer Augenentzündung
MAGEN-DARM: akuter Durchfall, Entwurmung, Gastritis, Kotwasser, Magen-Darm-Entzündungen
NIERE, BLASE, HARNWEGE: Harnwegsentzündung, Nierenentzündung, Reizblase, Blasenentzündung

SONSTIGES:
> 1. Phase von Entzündungen aller Art
> zur allgemeinen Stärkung
> Schmerzen die sich durch Kälte bessern
> Nabelbruch
> Leberentzündung
> Drüsenentzündung
> Zahnfleischentzündung
> Entwicklungsstörungen
> entzündete Lymphknoten
> Rekonvaleszenzzeit
> Nervenentzündungen

Modalitäten

VERBESSERUNG durch Kühlen der betroffenen Stellen (bei Schmerz und Entzündung), VERSCHLECHTERUNG durch zu viel Bewegung, Wärme

Salbe

Ferrum-phosphoricum-Salbe ist die wichtigste Salbe der Schüßler-Salben; genau wie das Salz eignet sie sich zur Ersten Hilfe. Sie hilft bei allen akuten Verletzungen wie z. B. Prellungen, Zerrungen etc. Umso schneller sie eingesetzt wird, desto besser wirkt sie.

Anwendungsgebiete

> Verletzungen wie Prellungen, Zerrungen, Quetschungen, Verstauchungen
> Schürfwunden
> Insektenstiche
> Entzündungen mit Schwellung, Schmerz und Druckempfindlichkeit
> Blutergüsse in Kombination mit Nr. 11
> Muskelkater
> schlecht heilende Wunden
> Sonnenbrand
> Verbrennungen in Kombination mit Creme Nr. 8

Tipp für den Reiter – Gerade in der kalten Jahreszeit kommt es häufig vor, dass man sich plötzlich krank fühlt, aber noch keine richtigen Symptome hat. Hier hilft die Einnahme von 1–2 Tabletten je nach Bedarf 2–6-mal täglich, bis man sich besser fühlt.

Die drei Phasen einer Entzündung/Erkrankung

1. Entzündungsphase Salz Nr. 3:
> Krankheitsgefühl, noch keine richtig ausgeprägten Symptome, das Immunsystem kämpft gegen die Erkrankung.
> Sofortmaßnahme bei allen Verletzungen
> Die Nr. 3 hilft dem Immunsystem, die Krankheit zu besiegen, bevor sie richtig ausbricht.

2. Entzündungsphase Salz Nr. 4:
> 3–4 Tage nach Beginn der Erkrankung, das Immunsystem hat zum Teil gegen die Erkrankung verloren und es kommt zu ausgeprägten Symptomen.
> Es kommt zu Schwellung, Erwärmung bei Verletzungen.
> Die Nr. 4 unterstützt den Körper bei der Heilung und stimuliert das Immunsystem.

3. Entzündungsphase Salz Nr. 6:
> Die Entzündung ist chronisch geworden.
> Verletzungen vernarben, sind dauerhaft entzündet etc.
> Die Nr. 6 sorgt dafür, dass die Erkrankung ausheilt, und hilft, wenn die Erkrankung in einer der beiden ersten Phasen feststeckt.

Da es nicht immer leicht ist, genau zwischen den einzelnen Phasen zu unterscheiden, sollte man bei Unsicherheiten einfach die beiden Mittel, zwischen denen man schwankt, geben.

Nr. 4 Kalium chloratum, Kaliumchlorid, Sylvin D6

- Salz der Schleimhäute
- Entzündungsmittel der 2. Phase

Allgemeines

Kalium chloratum ist das Mittel der zweiten Entzündungsphase. Doch was genau ist die 2. Phase einer Entzündung? Die Erkrankung hat, 3–4 Tage nach der Infektion, zum Teil gegen das Immunsystem gewonnen, es kommt zu ausgeprägten Symptomen (siehe Seite 31).

Die Nr. 4 hilft bei allen Erkrankungen, die die Schleimhäute des Körpers betreffen (Magen, Darm, Atemwege etc.).

Außerdem hat es eine enge Beziehung zum Lymphsystem und zu den Drüsen des Körpers und hilft so bei allen Erkrankungen in diesem Bereich.

Darüber hinaus reguliert es die Faserstoffe im Körper und hat so Einfluss auf Blut, Muskel-, Nerven- und Bindegewebe. Es sorgt z. B. dafür, dass der Blutfaserstoff Fibrin in Lösung gehalten wird und so das Blut nicht verklumpt, und verhindert eine Verschleimung der Atemwege.

Gut zu wissen – Faserstoffe sind Eiweißverbindungen, die sich als fadenförmige Gewebselemente an Muskel-, Nerven- und Bindegewebsfasern anlagern und in roten Blutkörperchen vorkommen.

Als Entgiftungsmittel spielt Kalium chloratum eine große Rolle, da es Gifte binden kann.

Bei hartnäckigen Erkrankungen muss die Nr. 4 längere Zeit gegeben werden, bis es wirkt. Bei akuten Erkrankungen, wie Schleimhautentzündungen, wirkt es meist sehr schnell.

Nach Impfungen sollte man auch an die Gabe von Salz Nr. 4 denken, da bei Impfungen viel Kalium chloratum verbraucht wird.

Wirkungsorte/Vorkommen

Gehirn, Nerven- und Muskelzellen, Drüsen, Bronchien, rote Blutkörperchen

Wirkrichtung

> hilft bei allen Entzündungsformen (-itis)
> entzündungshemmend
> hilft bei allen Erkrankungen mit Exsudatbildung
> wirkt entgiftend
> fibrinolytisch
> reguliert die Blutfließgeschwindigkeit
> regt Muskeln und Nerven an
> stoffwechselanregend (Eiweiß und Kohlenhydrate)
> reguliert die Ausscheidung von Wasser
> hat Einfluss auf die Tätigkeit der Verdauungsorgane und des Herzens
> stärkt das Immunsystem
> wichtiges Drüsen- und Lymphmittel

Kalium-chloratum-Typus/Mangelzeichen

ALLGEMEINZUSTAND: eher übergewichtig und gemütlich, hungrig, lässt sich nicht gerne anfassen
FELL/HAUT: hartnäckige Entzündungen, mehlartige trockene Ausschläge, schuppig
AUSSCHEIDUNGEN/ABSONDERUNGEN: dick, zäh, weißlich-grau, flockig, fadenziehend, trocken, mehlartig, fibrinhaltig
PSYCHE: träge, gemütlich, aber auch sehr reizbar (neigt dann zu unkontrolliertem Verhalten), konzentrationsschwach, misstrauisch, nervös, unzufrieden, widersetzlich (Buckeln, Steigen). In der Herde zeigen sie ein gestörtes Sozialverhalten, entweder beschützen sie ein Pferd ganz extrem oder jagen alle Pferde von sich weg und sind eher Einzelgänger.
SONSTIGES:

> ein Mangel zeigt sich erst nach langer Belastung
> Überempfindlichkeit aller Schleimhäute
> Kotwasser
> vermehrte Schleimbildung
> Drüsenschwellungen, weiche Schwellungen

Anwendungsgebiete

ATEMWEGE: Bronchitis, Dämpfigkeit, chronischer Husten, Entzündungen im Kehlkopf/Rachen, Druse, Allergie der Atemwege, Heuallergie, Nebenhöhlenentzündung
BEWEGUNGSAPPARAT: alle Formen der -itis, wie Arthritis, vor allem, wenn sie mit Schwellungen einhergehen, Gallen, Gelenkschmerzen, Hufbeinentzündung, Hufrollenentzündung, Hufrehe, Knochenhautentzündung, Knochenbruch mit Schwellung, Muskelentzündung, Ödeme, Prellungen, Sehnenentzündung, Schleimbeutelentzündung.

HAUT: Hautpilz, Mauke, Abszess, Fisteln, Ellenbogenbeule, Narben, Ödeme, Talgdrüsenentzündung, Warzen, Wunden mit Schwellung, wildes Fleisch
IMMUNSYSTEM: zur Unterstützung bei allen akuten Erkrankungen, die seit 3–4 Tagen bestehen, Immunsystem stärkend
MAGEN-DARM-TRAKT: Kotwasser, Gastritis, Magengeschwür, Verstopfung
AUGE: Bindehautentzündung, Glaukom, grauer Star
STOFFWECHSEL: Entschlackungs- und Entgiftungsmittel
HERZ-KREISLAUF: Durchblutungsstörung, Herzrhythmusstörungen
HORMONSYSTEM: Eileiterentzündung, Euterentzündung, Gebärmutterentzündung, hormonregulierend, nach der Kastration
LEBER: Leberfunktionstörungen, Leberschwellung, Leberentzündung
BLASE, NIERE, HARNWEGE: Blasenentzündung, Harnwegsentzündung, Nierenentzündung, Nierenstärkung
SONSTIGES:
> Übergewicht durch mangelnde Funktion der Drüsen (Verdauungsdrüsen, Schilddrüse)
> Drüsenprobleme aller Art
> Ödeme, besonders wenn sie durch Entzündungen verursacht wurden
> Entzündungen 2. Phase
> Impfungen, Lymphknotenschwellung, Insektenstiche, Ausleitung/Entgiftung
> Zahnfleischentzündung, Vergiftungen

Modalitäten

VERBESSERUNG durch Wärme, mäßige Bewegung,
VERSCHLECHTERUNG durch zu viel Bewegung, Kälte, Aufregung, feuchtes Wetter, Ärger

Salbe

Kalium-chloratum-Salbe ist das Mittel der 2. Entzündungsphase und wirkt besonders gut, wenn eine Schwellung vorhanden ist.

Anwendungsgebiete

> Entzündungen
> Insektenstiche
> Verletzungen/Entzündungen mit Schwellungen wie z. B. Sehnenscheidenentzündungen
> Drüsenschwellung
> Warzen
> Schuppen
> mehlartige Ausschläge
> beim Reiter: bei Husten auf Rücken und Brust auftragen

Nr. 5 Kalium phosphoricum, Kaliumphosphat D6

- Salz der Nerven
- Schwächemittel

Allgemeines

Jeder Gedanke verbraucht *Kalium phosphoricum*, so ist es nicht verwunderlich, dass es einen sehr engen Bezug zum zentralen und vegetativen Nervensystem hat, darüber hinaus wirkt es auf die Herztätigkeit und die Muskulatur.

Es kann bei allen Schwächezuständen physischer wie psychischer Natur angewendet werden, da es den gesamten Pferdekörper und Geist stärkt. Aus diesem Grund wird es auch als Energiespender und Kräftelieferant bezeichnet. Es hilft dem Pferd, in Phasen starker geistiger, psychischer und körperlicher Belastung, diese zu meistern. Eine andere große Stärke der Nr. 5 ist seine antiseptische Wirkung, es schleust zuverlässig Gifte aus dem Körper, indem es sie an sich bindet. Außerdem hilft es gegen hohes Fieber und den dadurch entstehenden Zellzerfall. Fäulnisgeschehen, wie Darmblähungen, faule Wunden etc., sprechen sehr gut auf die Gabe der Nr. 5 an, da sie dem Körper hilft, die Abbauprodukte auszuscheiden und die Neubildung von Zellen anregt.

Kalium phosphoricum wirkt oft sehr schnell, sollte aber trotzdem über längere Zeit eingenommen werden, um Rückfälle zu vermeiden. Die Gabe von Nr. 5 sollte am besten am Vormittag erfolgen, da es anregend wirkt.

Wirkungsorte

Gehirn, Nerven- und Muskelzellen und Blut.

Wirkrichtung

> stärkend besonders im Bereich von Psyche, Muskeln, Nerven, aber auch bei allgemeiner Schwäche
> antiseptisch
> fiebersenkend
> stoffwechselregulierend
> regt die Neubildung von Zellen an
> blutbildend
> verhindert Fäulnis und Zellzerfall
> immunstärkend

Kalium-phosphoricum-Typus/Mangelzeichen

ALLGEMEINZUSTAND: schlank, abgemagert, erschöpft, schwach, trotzdem nervös, zum Teil auch geistige und körperliche Entwicklungsstörungen, eingefallene Augengruben, Neigung zu nervös bedingten Erkrankungen
FELL/HAUT: fettig, eitrige Ausschläge, schlecht heilende Wunden
AUSSCHEIDUNGEN/ABSONDERUNGEN: stinkend, jauchig, schleimig, ätzend, scharf, bluthaltig, schmierig
PSYCHE: nervenschwach, nervös, ängstlich, schreckhaft, schnell geistig überanstrengt, Panik
SONSTIGES: Schmerzen schlechter zu Beginn der Bewegung und bei starker Bewegung, morgens schlechter

Anwendungsgebiete

PSYCHE: Konzentrationsschwäche, Erschöpfung, Angst, Depression, Nervosität, nervöser Durchfall, Gedächtnisschwäche, Schreckhaftigkeit, Panik, Stallwechsel, Phasen starker nervlicher Belastung, Trauer
NERVENSYSTEM: Lähmungen, Nervenentzündung, Nervenschmerzen
BEWEGUNGSAPPARAT: Lähmungsgefühle, Muskelschwäche, Muskelschwund, Krämpfe, Zuckungen, Muskelkater, Muskelriss, Muskelkrämpfe, Muskelverhärtung, Gelenkschmerzen, die sich zu Beginn der Bewegung verschlechtern, Bänderschwäche, Gelenkschwäche, schlechte, spröde Hufe, Hufbeinentzündung, Hufrehe, Knorpelaufbau, Knochenhautentzündung, Sehnenzerrung, Spat, Zerrung, Entzündungen mit Schwellungen
HERZ/KREISLAUF: zur allgemeinen Unterstützung des Herzmuskels, Herzrhythmusstörungen, Herzmuskelentzündung, Kreislaufstärkung
MAGEN-DARM-TRAKT: nervöser Magen, nervöse Koliken, Gastritis, Abmagerung durch Stress, Blähungen, Magen- und Dünndarmgeschwüre, nervös bedingte Magen- und Darmbeschwerden, Entwurmung
HORMONSYSTEM: Geburtserleichterung, Wehenschwäche, Kastration, Geburtsrehe, Trächtigkeitsunterstützung
HAUT: Fellwechsel, Erfrierungen, Haarausfall, Mauke, Fisteln, Furunkel, Entzündungen mit Schwellungen, Fäulnis, schlecht heilende Wunden
BLASE, NIERE, HARNWEGE: Blasensteine, Blasenschwäche, Reizblase, Nierenentzündung mit Fieber
ATEMWEGE: Dämpfigkeit, Entzündung Kehlkopf/Rachen
AUGE: periodische Augenentzündung, grauer Star

SONSTIGES:

> Fieber über 38,5 °C, Vergiftungen, Fäulnis, Anämie, Eisenmangel, Impfungen, Allergien
> unterstützt die Entgiftungsfunktion des Körpers z. B. bei Infektionen
> Erschöpfung während oder nach einer Krankheit (Rekonvaleszenz)
> chronische Entzündungen
> Lymphknotenschwellung mit Entzündung
> Entzündungen am Zahnfleisch, Schwäche, immunstärkend

Modalitäten

VERBESSERUNG morgens, bei Anstrengung, bei psychischer Belastung, Kälte; VERSCHLECHTERUNG durch Ruhe, mäßige Bewegung, Wärme

Salbe

Kalium phosphoricum ist ein Antiseptikum, Stärkungs- und Nervenmittel, genau hier liegen auch die Stärken der Salbe. Sie kann bei Nervenbeschwerden, durch Belastung entstandene Erkrankungen und bei schlecht heilenden Wunden eingesetzt werden. Die Salbe kann auch vorbeugend, vor großen Belastungen, eingesetzt werden.

Anwendungsgebiete

> Verkrampfungen der Muskulatur
> Muskelschmerzen und -überanstrengung
> Nervenschmerzen und -verkrampfung
> Überanstrengung von Sehnen, Muskeln, Bändern etc.
> vorbeugend nach großer Beanspruchung
> eitrige Hautentzündungen, die nicht abheilen wollen
> Beingeschwüre
> hartnäckige Wunden
> nervöses Hautjucken
> Nervenlähmungen

Nr. 6 Kalium sulfuricum, Kaliumsulfat, schwefelsaures Kalium D6

- Salz der Haut und Leber
- chronische Erkrankungen
- dritte Entzündungsphase

Allgemeines

Kalium sulfuricum ist wichtig in der dritten Entzündungsphase (Wiederherstellungs- und Ausheilungsphase), das geschädigte Gewebe wird repariert und schädliche Stoffe, wie zum Beispiel Eiter, werden aus dem Körper ausgeschleust. Genau deshalb ist es ein wichtiges Mittel bei allen chronischen Erkrankungen, besonders wenn Erkrankungen in einer der beiden ersten Phasen feststecken.
Neben seiner guten Wirkung bei chronischen Erkrankungen ist es das Leber- und Hautmittel der Schüßler-Therapie und hilft bei einer Vielzahl von Haut und/oder Leberproblemen. Besonders bewährt hat sich der Einsatz bei Ekzemen, Hautauschlägen und allergischen Erkrankungen der Haut.
Außerdem ist es ein wichtiges Mittel im Sauerstoff-Stoffwechsel, da es zusammen mit Salz Nr. 3 dafür sorgt, dass alle Zellen und Gewebe optimal mit Sauerstoff versorgt werden.
Salz Nr. 6 wirkt sehr tief greifend und allgemein umstimmend, aus diesem Grund dauert es lange, bis das Mittel wirkt. Deshalb sollte es längere Zeit (½–1 Jahr) und in hoher Dosierung (2–3-mal täglich 10 Tabletten) gegeben werden. Besonders bei chronischen Erkrankungen sollte man bedenken, dass das Salz den Organismus des Pferdes dazu bewegen muss, in die Ausheilungsphase überzutreten, und dieser Prozess kann dauern.

Wirkungsorte/Vorkommen

Leberzellen, Bauchspeicheldrüse, Haut, Schleimhaut, Immunsystem

Wirkrichtung

> fördert Ausscheidungs- und Entgiftungsvorgänge
> bringt Sauerstoff in die Zellen und hilft bei der Verwertung
> unterstützt Leber, Milz, Herz-Kreislauf-System, Pankreas, Dünn- und Dickdarm
> stoffwechselanregend
> mitbeteiligt an der Pigmentbildung der Haut
> Lebermittel
> Hautmittel

Kalium-sulfuricum-Typus/Mangelzeichen

ALLGEMEINZUSTAND: oft übergewichtig, immer hungrig, am liebsten draußen
FELL/HAUT: trockene Haut, Hautjucken, gelbe, klebrige Schuppen, Eiterbläschen, früh nachlassende Pigmentierung, Schuppen, Pigmentflecken, erhöhte Neigung zu Warzen
AUSSCHEIDUNGEN/ABSONDERUNGEN: gelb, schleimig, käsig riechend, ockerfarben, gelbe Krusten
PSYCHE: chronisch nervenschwach und überempfindlich, kaum Selbstvertrauen (mangelndes Rangordnungsstreben), ängstlich, Angstbeißer, Angst vor Enge, melancholisch

Anwendungsgebiete

LEBER/GALLE: funktionelle Anregung der Leberzellen, Leberentzündung, Leberfunktionsstörungen, Leberschwellung
HAUT: Hautinfektionen, vermehrte Abschuppung, Hauterkrankungen mit Pusteln, chronisch-entzündliche Hauterkrankungen, Pigmentstörungen, Ekzem, allergische Ausschläge, Juckreiz, Abszess, Fellwechsel, Furunkel, Eiterungen, schlecht wachsendes Fell, eiternde Wunden
ATEMWEGE: Auswurf gelb/ocker, chronische und/oder eitrige Erkrankungen, Asthma, rasselnde Bronchitis, Entzündung Kehlkopf/Rachen
BEWEGUNGSAPPARAT: wandernde Gelenkschmerzen, Arthrose, Gelenkentzündungen, Muskelkater, Muskelverhärtung, Arthrose, Hufrehe, Hufrollenentzündung, Hufbeinentzündung, Knochenhautentzündung
AUGE: Bindehautentzündung, periodische Augenentzündung
NIERE, BLASE, HARNWEGE: Blasenentzündung, chronische Nierenentzündung, Nierenstärkung
HORMONSYSTEM: chronische Eileiterentzündung, Euterentzündung chronisch, Gebärmutterentzündung, hormonregulierend
MAGEN-DARM-TRAKT: Übergewicht, Blähungen, chronische Gastritis, Magen-Darm-Entzündungen und Schleimhautentzündungen, Magenprobleme
SONSTIGES:
> Müdigkeit, Entschlackung, gestörte Fettverdauung, Drüseneiterung, chronische Entzündungen
> eitrige Entzündungen, Ausleitung, Entgiftung, stoffwechselanregend
> Zahnvereiterungen
> Fettstoffwechselstörungen

Modalitäten

VERBESSERUNG durch frische kühle Luft; VERSCHLECHTERUNG abends, nachts, zu warmer Stall, enge Box, Nässe

Salbe

Kalium sulfuricum ist das Salz der dritten Entzündungsphase, ein Funktionsmittel für die oberste Hautschicht und hat einen engen Bezug zu den Schleimhäuten. So lässt sich die Salbe besonders gut bei chronischen Hauterkrankungen einsetzen. Beim Reiter hilft sie, auf Rücken und Brust aufgetragen, sehr gut gegen chronischen Husten mit ockergelbem Auswurf.

Anwendungsgebiete

> Gelenkschmerzen
> Gelenkerkrankungen (Umschläge)
> Schuppen
> Hautjucken
> Eiterbläschen
> Ekzem
> Papeln
> trockene harte Haut
> Hautauschläge
> chronische Hauterkrankungen wie z. B. Ekzem

Gut zu wissen – Die Leber als größtes Entgiftungs- und Stoffwechselorgan steht in einem engen Zusammenhang mit der Haut. Wenn sie nicht mehr richtig funktioniert, lagern sich Stoffe in der Haut ein, die unter anderem zu Juckreiz und Ekzemen führen können. Ähnlich verhält es sich auch bei den Nieren.

Nr. 7 Magnesium phosphoricum, Magnesiumphosphat D6

- Salz der Muskeln und Nerven
- Krampf- und Schmerzmittel
- Akutmittel

Allgemeines

Magnesium phosphoricum wirkt blitzartig bei plötzlichen, jäh auftretenden Beschwerden. Bei längerem Geschehen, wie z. B. zur Unterstützung des Aufbaus von Knochen, muss es länger gegeben werden, bevor es wirkt.
Es ist, neben seinen positiven Wirkungen auf die Muskulatur, ein Funktionsmittel für das Nervensystem und wirkt in Kombination mit Salz Nr. 5 bei vielen psychisch bedingten Leiden, deshalb wird es auch als zweites Nervensalz bezeichnet.
Durch seine schmerzstillende Funktion wird es auch als homöopathisches Aspirin bezeichnet.
Tragende Stuten haben oft einen erhöhten Bedarf an Magnesium phosphoricum, aber auch bei der Geburt ist es ein wichtiger Helfer, da ein Mangel dazu führen kann, dass die Muskeltätigkeit abgeschwächt wird (Pressen ist dadurch erschwert).
Magnesium phosphoricum wird am besten als sogenannte »heiße Sieben« angewendet; hierzu löst man 30 Tabletten des Salzes Nr. 7 in 200 ml heißem Wasser auf und gibt dem Pferd alle 5 Minuten 10 ml ins Maul.

Wirkungsorte/Vorkommen

Nerven- und Muskelzellen, Gehirn, Rückenmark, Leber, Lunge, Herz, Milz, Pankreas, Nieren, Darm, Schilddrüse

Wirkrichtung

> beeinflusst alle unwillkürlichen Tätigkeiten des Körpers, soll heißen, alle Prozesse, die nicht dem Willen zugänglich sind, wie z. B. Herzfunktion, Drüsentätigkeit und Verdauung (Darmperistaltik), Muskelfunktionen, VNS, Geburt, Funktion der Gallengänge und Harnleiter
> sorgt für rhythmische, gleichmäßige Bewegungen im Körper (bei Mangel kommt es zur Starre und Krampf)
> beruhigend (motorisch und nerval)
> dämpft die Nervenübertragung in Muskeln
> setzt die Spannung/Tonus der glatten Muskulatur herab
> fördert die Bildung der schützenden Hüllen des Körpers (z. B. Periost des Knochens) und verleiht so Knochen und Zähnen Festigkeit und Form
> senkt den Grundumsatz und dadurch den Cholesterinspiegel im Blut

> spasmolytisch
> lindert Juckreiz
> analgetisch (blitzartig, schießende, bohrende Schmerzen)
> Basenbildner
> antiallergisch
> hilft bei der Ableitung von Gasen (z. B. Ammoniak)

Magnesium-phosphoricum-Typus/Mangelzeichen

ALLGEMEINZUSTAND: rasch müde, schlechte Reaktionsfähigkeit, mager, Neigung zu Krämpfen, verspannt
FELL/HAUT: überempfindlich bei Berührungen, Zucken bei der geringsten Berührung, Juckreiz
AUSSCHEIDUNGEN/ABSONDERUNGEN: käsig, mehlartig
PSYCHE: innere Anspannung, leicht erregbar, unruhig, Überreaktionen bis hin zur Hysterie, zittert bei Erregung, Konzentrationschwierigkeiten, Verhaltensaufälligkeiten wie Koppen, Weben, in der Box laufen, Scharren (alles, um Spannung loszuwerden)

Anwendungsgebiete

BEWEGUNGSAPPARAT: Muskelschmerzen, Muskelkrämpfe, Muskelschwäche, Muskelkater, Muskelverhärtung, Muskelzittern, Muskelzerrung, Kreuzverschlag, Verspannungen, Schmerzen (besonders krampfartige, stechende, schießende), Gelenkentzündung, akut, Gelenkprobleme aller Art, Knochenschmerzen, Hufrehe (starke Schmerzen), Hufrollenentzündung (starke Schmerzen), Wachstumsstörungen und -schmerzen, Kissing Spines, Knochenaufbau
VERDAUUNGSSYSTEM: Koliken aller Art, verminderte Darmtätigkeit, Blähungen, krampfartiger Durchfall, Windkolik, Gastritis, Magen-Darm-Entzündungen, Verstopfung, nervöse Magen-Darm-Beschwerden
NERVEN: Lähmungen, Nervenschmerzen, Ataxie, Zuckungen, Nervenentzündung, nervöse Magen-Darm-Beschwerden
PSYCHE: rasche Erregbarkeit, Hysterie, innere Unruhe, Koppen, Weben, Scharren, Lampenfieber (Turnier), Konzentrationsschwäche
ATEMWEGE: Asthma, krampfartiger Husten, Schleim löst sich schwer, Dämpfigkeit, Entzündung Kehlkopf/Rachen
HERZ-KREISLAUF: reguliert die Herzfunktion, Herzrhythmusstörungen, Arteriosklerose, Herzleistungsschwäche
HAUT: Juckreiz, Überempfindlichkeit, Bartflechte, Haarausfall, Nesselsucht, allergisches Ekzem
NIERE, BLASE, HARNWEGE: schmerzhafter Harndrang, Blasenentzündung/-schmerzen, Nierenkolik, Blasenkolik, Blasensteine, Blasenschwäche, Blasenkrämpfe, Harngrieß, Reizblase

HORMONSYSTEM: Geburtsunterstützung, Geburtsvorbereitung, Geburtsnachsorge, nach einer Fehlgeburt, Wehenschwäche
LYMPHSYSTEM: Lymphknotenschwellung, Schwäche des Lymphsystems
SONSTIGES:
> Ableitung von Gasen aus dem Körper
> unterstützende Wirkung auf alle Drüsen des Körpers
> dient zur Aufrechterhaltung des Säure-Basen-Gleichgewichts
> Fieber mit Schüttelfrost
> Glaukom, Allergien, Leberschwellung, Leberstärkung, Zahnaufbau, Krämpfe aller Art

Modalitäten

VERBESSERUNG durch Wärme, Druck, Krummen, Einrollen, Ruhe, nach Einsetzen der Rosse, Eindecken; VERSCHLECHTERUNG durch leichte Berührungen, Kälte, nachts (gegen 3 Uhr am schlimmsten), zu viel Bewegung

Salbe

Magnesium phosphoricum wirkt unter anderem entspannend auf die Muskulatur und hilft so bei vielen muskelbedingten Leiden. Die Anwendung der Salbe hat sich besonders bei plötzlichen, schießenden Schmerzen bewährt, die oft auch krampfartig auftreten. Sie ist eine der wichtigsten Salben in der Schüßler-Therapie.

Anwendungsgebiete

> Muskelkrämpfe
> Verspannungen
> Krämpfe
> Nervenschmerzen
> reguliert Nervenimpulse
> allergischer Juckreiz
> nervöse Hautleiden
> Durchblutungsstörungen

Tipp für den Reiter – Die sogenannte »heiße Sieben« hilft zum Beispiel sehr gut bei Muskelkater, Kopfschmerzen, Bauchschmerzen und/oder Kopfschmerzen. Hierzu werden 10 Tabletten in 200–250 ml heißem Wasser aufgelöst und langsam schluckweise getrunken.

Nr. 8 Natrium chloratum, Natriumchlorid, Kochsalz D6

- Salz des Flüssigkeitshaushaltes
- Entgiftungsmittel

Allgemeines

Kochsalz (Natriumchlorid) ist eines der bekanntesten und am häufigsten verwendeten Salze auf der Welt.
Für den menschlichen und tierischen Körper ist es allerdings in großen Mengen schädlich, da es zum Beispiel den Blutdruck erhöht.
Als Schüßler-Salz wirkt es durch seine Potenzierung allerdings anders und in keinem Fall schädlich. Das biochemische Kochsalz reguliert den Flüssigkeitshaushalt des Körpers und wirkt so positiv bei vielen Erkrankungen, die mit einer Entgleisung des Flüssigkeitshaushalts zu tun haben. Es lässt sich zum Beispiel bei tränenden Augen (zu viel Flüssigkeit), aber auch bei trockenen Augen (zu wenig Flüssigkeit) anwenden, ein anderes gutes Beispiel sind Durchfall und Verstopfung, auch hier hilft die Nr. 8 sehr gut.
Darüber hinaus hat es eine enge Beziehung zu allen nicht gut durchbluteten Geweben, wie Knorpel, Bandscheiben, Sehnen, Bändern, Augenlinsen, und außerdem zur Schleimhaut und Haut.
Im Bereich von Knorpel, Bandscheiben, Bändern, Sehnen wirkt es allerdings sehr langsam und muss über einige Monate gegeben werden.
Anders sieht es im Bereich der Schleimhäute, Haut und bei Problemen des Flüssigkeitshaushaltes aus, hier wirkt die Nummer 8 sehr schnell.
ACHTUNG: Während einer Therapie mit Natrium chloratum sollte auf eine Kochsalzzufuhr (Salzleckstein) verzichtet werden.

Wirkungsorte/Vorkommen

extrazelluläre Flüssigkeit, Knochen, Knochengewebe, Magen, Nieren, Schleimhäute, Blut, Verdauungsapparat

Wirkrichtungen

> reguliert den gesamten Flüssigkeitshaushalt (sorgt für korrekte Flüssigkeitsversorgung aller Gewebe und den Abtransport von Flüssigkeit in die Lymphbahnen, wichtig bei Ödemen)
> ist zuständig für die Wärmeregulierung des Körpers
> an der Bildung der Salzsäure im Magen beteiligt
> bindet Giftstoffe und kann sie unschädlich machen
> vermehrt die Anzahl der roten Blutkörperchen
> wirkt wasseranziehend
> bildet Knorpelgewebe und Gelenkschmiere
> bindet und bildet Schleim
> begünstigt die Zellteilung
> reguliert Säure-Basen-Haushalt

Natrium-chloratum-Typus/Mangelzeichen

ALLGEMEINZUSTAND: starkes Verlangen nach Salz (Leckstein), verstärktes oder fehlendes Durstgefühl, übertriebene oder mangelnde Schweißbildung, Kälte- und Nässeempfindlichkeit, Zittern, gefräßig, aber trotzdem abgemagert, Schwäche, periodische Beschwerden

BEWEGUNGSAPPARAT: Gelenkgeräusche

FELL/HAUT: Schuppen, trockene Haut, stumpfes Fell, Ausschlag in den Gelenkbeugen, Schweifrübe und hintere Rückenpartie, Bläschen mit wässrigem Inhalt

AUSSCHEIDUNGEN/ABSONDERUNGEN: ätzend, brennend, scharf, dünn, hell, wässrig, glasig, schleimig, salzig

PSYCHE: Eigenbrödler, abweisend, traurig, mag keine Veränderung, nachtragend, wehleidig, triebig, unwillig, kaum zu motivieren, rasch müde, geringe Lebensenergie, reagiert in Stresssituationen mit starkem Schwitzen, zittert bei Erregung, misshandelte Pferde fallen in ähnlichen Situationen wieder in alte Muster.

Anwendungsgebiete

ATEMWEGE: Schnupfen, Nebenhöhlenprobleme, Bronchitis (trocken und schleimig), Reizhusten, verstopfter Tränen-Nasenkanal

BEWEGUNGSAPPARAT: Knorpelschäden, Gelenkgeräusche, Schwellung der Gelenke, Sehnenprobleme aller Art, Bänderschwäche, Muskelschwäche, Arthrose, Arthritis, Gallen, Gelenkschwäche, schlechte trockene Hufe, Hufbeinentzündung, Hufrehe, Hufrollenentzündung, Kallusbildung, Kissing Spines, Kreuzverschlag, Knorpelaufbau und -schäden, Muskelkater, Muskelriss, Ödeme, Quetschungen, Sehnenprobleme, Zerrungen, Genickbeule

HAUT: Brandverletzungen, Schuppen, Ödeme, trockene Haut, Schweißregulierung, Ekzem nässend und trocken, Flechten, Warzen, Urtikaria (Nesselsucht), Bindegewebsschwäche, Ellenbogenbeule, Haarausfall, Hautpilz, Verbrennungen/Sonnenbrand, Wunden mit Schwellung
HARNORGANE: Blasen- und Nierenentzündung, Nierenfunktionsstörungen, gestörte Harnausscheidung, Blasenanregung, Harnwegsentzündungen, Nierenstärkung, Nierengrieß/-steine
AUGE: trockenes Auge, tränendes Auge, Linsentrübung, entzündete Lidränder, Glaukom, grauer Star, chronische Augenerkrankung
VERDAUUNGSAPPARAT: Verstopfung, Durchfall, Salzsäureregulation, trockene Schleimhäute, Gastritis, Kotwasser, Magen-Darm-Entzündungen
HORMONSYSTEM: Fehlgeburt, drohende und danach, Wehenschwäche, Kastration, Milchproduktion, Rosse
HERZ-KREISLAUF: Herzrhythmusstörungen, Arterienverkalkung, Kreislaufstärkung
SONSTIGES:
> Insektenstiche, Allergien
> Kälteempfindlichkeit
> Ödeme aller Art
> erhöhte Temperatur
> Milbenbefall
> Anämie
> Durst vermindert oder vermehrt
> Schwitzen
> Gedächtnisschwäche
> Abmagerung
> Druse
> Entwurmung
> Rekonvaleszenzzeit
> Entgiftung/Ausleitung, nach Impfungen, Antibiotika, Medikamentengabe
> Ausgleich Säure-Basen-Haushalt
> Schwäche

Modalitäten

VERBESSERUNG durch Ruhe, trockenes warmes Klima, trockene kühle frische Luft, Schwitzen, abends. VERSCHLECHTERUNG bei kaltem feuchtem Wetter (Wechsel von Herbst/Winter, Frühjahr/Sommer), bei Hitze, in der Sonne, bei Anstrengung, Frost, Kälte (feuchte Kühle), vormittags, unter psychischem Stress

Salbe

Natrium chloratum reguliert den Flüssigkeitshaushalt und ist so für alle Erkrankungen geeignet, die mit Trockenheit und Nässe einhergehen.
Bei nässenden Hauterkrankungen empfiehlt es sich, einen Tablettenbrei anstatt der Salbe anzuwenden. Dazu nimmt man einige Tabletten und löst sie in etwas Wasser auf, sodass ein Brei entsteht. Dieser Brei wird dann genau wie die Salbe auf die betroffene Stelle aufgetragen.

Anwendungsgebiete

- Hauteinrisse
- trockene Haut
- wässrige und trockene Absonderungen
- nässende und trockene Wunden
- Bläschenbildung
- Insektenstiche
- Hautpilz
- Sehnenprobleme
- Flechten
- Talgdrüsen
- Gelenkschwellungen
- Schuppen
- Nesselausschlag
- Verbrennungen (nur Tablettenbrei)

Nr. 9 Natrium phosphoricum, Natriumphosphat D6

- **Salz des Stoffwechsels**
- **Entsäuerungsmittel**

Allgemeines

Natrium phosphoricum reguliert alle Säuren des Körpers: Harnsäure, Milchsäure (Muskel), Kohlensäure, Salzsäure, Essigsäure, Fettsäure.

Wenn zu viel Säure im Körper vorhanden ist, kommt es zur Entmineralisierung von mineralstoffreichen Bestandteilen des Körpers wie Zähnen und Knochen. Außerdem zur Kristall- und Steinbildung in den verschiedensten Organen wie z. B. der Harnblase und den Gelenken. Dadurch kommt es zu Erkrankungen des Bewegungsapparates, des Harnapparates, des Gefäßsystems, der Haut und der Lymphdrüsen. Ein gesteigerter Säurewert im Körper begünstigt das Wachstum von Bakterien, Pilzen, Viren und das Immunsystem wird geschwächt.

Weitere Folgen eines Säureüberschusses können, durch erhöhte Milchsäurewerte, Muskelkater sein sowie Magenübersäuerung durch zu viel Salzsäure und dadurch verursachte Müdigkeit und Mattheit.

Neben seiner Wirkung als Entsäuerungsmittel hat die Nr. 9 auch einen großen Einfluss auf den Gesamtstoffwechsel (besonders den Fettstoffwechsel). Kommt es hier zu Störungen, kann das Pferd zum Beispiel an einer stoffwechselbedingten Rehe erkranken.

Bei starker Übersäuerung sollte Nr. 9 immer in Kombination mit Silicea Nr. 11 gegeben werden, außerdem kann zusätzlich Salz Nr. 23 gegeben werden.

Achtung: Eine Entsäuerung durch sog. Basenpulver ist für das Pferd und auch für den Mensch nicht geeignet. Es irritiert die säureproduzierenden Belegzellen des Magens und die Bauchspeicheldrüse und kann so zu gesundheitlichen Störungen führen. Besser ist es, mithilfe von Schüßler-Salzen entsäuern.

Wirkungsorte/Vorkommen

Blutkörperchen, Muskel-, Nerven- und Gehirnzellen, Extrazellularraum, Gewebeflüssigkeit, Magen, Lymphe

Wirkrichtungen

> aktiviert den Stoffwechsel
> hat Einfluss auf den Säure-Basen-Haushalt (puffert Säuren)
> es wandelt Säuren in ausscheidbare Endprodukte um (z. B. Harnsäure in Harnstoff) und entsäuert so den Organismus
> regt den Fettstoffwechsel an

> unterstützt den Zuckerabbau
> wirkt entgiftend
> fördert die Harnausscheidung
> mild abführend
> entschlackend

Natrium-phosphoricum-Typus/Mangelzeichen

ALLGEMEINZUSTAND: Übersäuerungskrankheiten, übergewichtig, ständig Hunger, chronisch müde, Neigung zur Steinbildung, Magenübersäuerung, verliert schwer an Gewicht, geschwollene Lymphknoten, Muskelkater
BEWEGUNGSAPPARAT: Gelenkverdickungen
FELL/HAUT: juckende Haut (durch Harnsäure verursacht), schlechtes Fell, spröde, fettig oder fettarm, schwaches Bindegewebe, fettige Schuppen, Neigung zu Aphthen, Fisteln, Pickel, Talgdrüsenerkrankungen, Geschwüre, Entzündungen mit rotem Hof
AUSSCHEIDUNGEN/ABSONDERUNGEN: brennend, eitrig, flockig, honiggelb, rahmartig, dick, fettige Ausschwitzungen, sauer riechend, eingetrocknet bilden sich honiggelbe Krusten, sauer riechende Absonderungen wie Schweiß, Harn, Durchfall.
PSYCHE: eigenwillig, Sturkopf, mürrisch, missmutig, dickfellig, triebig, chronisch müde, bewegt sich ungern, keine Motivation, sauer
SONSTIGES: gelblich belegte Zunge

Anwendungsgebiete

ATEMWEGE: Bronchitis mit dickem gelbem Auswurf, Dämpfigkeit
BEWEGUNGSAPPARAT: alle Gelenkerkrankungen, Gelenkverdickungen, Muskelschmerzen, Arthritis, Arthrose, Gelenkschwellungen, Genickbeule, Hufrehe, Kreuzverschlag, Muskelkrämpfe, Sehnenprobleme, Schleimbeutelentzündung, Zerrungen
HAUT: verstopfte Talgdrüsen, juckende Haut (durch Harnsäure verursacht), schlechtes Fell, spröde, fettig oder fettarm, schwaches Bindegewebe, fettige Schuppen, Neigung zu Aphthen, Fisteln, Pickel, Talgdrüsen, Geschwüre, Entzündungen mit rotem Hof, Abszesse, Ekzem, Furunkel, Eiterungen, Fettgeschwulst, Haarausfall, Mauke, Verbrennungen/Sonnenbrand, Wunden, Fellwechsel
HARNORGANE: Reizblase durch erhöhte Harnsäure, Nieren- und Blasenentzündung, Prophylaxe von Blasen- und Nierensteinen, Harngrieß
VERDAUUNGSAPPARAT: Gastritis, gelblich-grünliche, sauer riechende Durchfälle, Blähungen, nervöser Magen, Magen-Darm-Geschwüre, Verstopfung
AUGE: grauer Star, Bindehautentzündung, Lichtempfindlichkeit, chronische Augenerkrankungen
STOFFWECHSEL: Entgiftung/Ausleitung, Ausgleich Säure-Basen-Haushalt, stoffwechselanregend, Vergiftungen, Fettstoffwechselstörungen

SONSTIGES:
> Immunschwäche
> Müdigkeit, Mattheit
> Lymphprobleme
> Übergewicht
> Abmagerung durch Übersäuerung (Magengeschwür)
> Drüseneiterung, Drüsenschwellung, Drüsenverhärtung
> eitrige Entzündung
> Arterienverkalkung
> Rosse
> Entwurmung

Modalitäten

VERBESSERUNG durch Schwitzen, Ruhe, Entspannung, mäßige Bewegung, keine Zugluft, angenehmes Stallklima, viel Raufutter. VERSCHLECHTERUNG durch zu viel Bewegung, feucht-kaltes Wetter, Hitze, nach dem Fressen, morgens

Salbe

Natrium sulfuricum reguliert den Säurehaushalt und den Fettstoffwechsel im Körper. Die Salbe hilft bei allen Erkrankungen, die aufgrund von zu viel Säure im Körper entstanden sind. Dazu gehören z. B. die vermehrte Absonderung von Talg und die möglichen Folgen wie z. B. Talgdrüsenentzündung.

Anwendungsgebiete

> fettige Haut
> Bläschen/Pusteln mit honiggelbem Inhalt und saurem Schweiß
> Sehnenprobleme in Kombination mit Salben Nr. 4 und Nr. 11
> Furunkel
> Drüsenschwellungen
> Schwellung/Verstopfung/Entzündung der Talgdrüsen
> Gelenkschwellung
> Hautpusteln
> Lymphdrüsenschwellung
> Pickel

Nr. 10 Natrium sulfuricum, Natriumsulfat, Glaubersalz D6

- Salz der Entgiftung und Ausscheidung
- Leber-, Entschlackungs- und Stoffwechselmittel

Allgemeines

Natrium sulfuricum ist das Entgiftungs-, Stoffwechsel- und Ausscheidungsmittel der Schüßler-Salze.
Es wirkt positiv auf alle Ausscheidungsorgane (Leber, Galle, Pankreas, Darm, Niere und Haut) und hilft dem Körper so, Gift- und Schlackestoffe auszuscheiden. So ist es eine ideale Ergänzung zu allen entgiftend und ausleitend wirkenden Salzen, da es diese in ihrer Funktion unterstützt.
Durch seine positive Wirkung auf die Leber wird es auch als Lebermittel der Schüßler-Therapie bezeichnet. Ein weiteres wichtiges Lebermittel ist die Nr. 6, beide Salze lassen sich bei Leberproblemen sehr gut kombinieren.
In seiner entwässernden Wirkung hat es einige Ähnlichkeiten zum Salz Nr. 8 Natrium chloratum, sie haben beide eine große Wirkung auf den Flüssigkeitshaushalt im Körper. Doch während Salz Nr. 8 die Flüssigkeitsverhältnisse innerhalb des Körpers reguliert und Wasser in die Zellen zieht, zieht die Nr. 10 das Wasser aus den Zellen und bewirkt seine Ausscheidung über Niere, Harnwege und Haut. Bei einem Mangel an Salz Nr. 10 kommt es zur Verwässerung des Körpers und des Blutes, als Folge entstehen Ödeme. Ist die Verwässerung zu stark, kommt es zu starken Gegenmaßnahmen seitens des Körpers, die sich zum Beispiel in Schüttelfrost, Muskelkrämpfen oder offenen Beinen äußern.

Stoffwechselkuren – Stoffwechselprobleme äußern sich meist schon, bevor es zu ernsten gesundheitlichen Schäden kommt durch Symptome wie etwa Müdigkeit, schlechtes Fell, Fellwechselprobleme, Hautprobleme oder leicht erhöhte Blutwerte. Diese Alarmsignale sollte man ernst nehmen und seinem Pferd mit sanften Methoden helfen, die Störungen zu überwinden. Die Nr. 10 Natrium sulfuricum ist das Hauptentschlackungs- und Entgiftungssalz. Weitere auf den Stoffwechsel wirkende Mittel sind die Salze Nr. 6, 9 und 11. Eine Kur aus diesen 4 Salzen lässt sich sehr gut 1–2-mal jährlich für 4–6 Wochen zur Unterstützung anwenden. Der beste Zeitpunkt für diese Kur ist der Fellwechsel, da viele Pferde in dieser Zeit zusätzlich geschwächt sind und die Salze hier unterstützend auf den Körper wirken.

Wirkungsorte/Vorkommen

Körpersäfte, extrazellulärer Raum, Leber, Galle, Nieren, Darm

Wirkrichtungen

> Abtransport von Giften und Schlackenstoffen aus dem Körper
> regt die Ausscheidungsorgane an
> stoffwechselanregend
> unterstützt die Leber
> unterstützt den Abbau von Fetten
> entzündungshemmend
> fördert den Gallefluss
> reizt die Harnblase zur Entleerung
> wirkt antiödematös
> entwässernd (schwemmt Wasser aus dem Körper)
> zieht Wasser aus den Zellen

Natrium-sulfuricum-Typus/Mangelzeichen

ALLGEMEINZUSTAND: gelbe Augäpfel, Stauungen im Blut und Lymphkreislauf, dick, Ödeme, Harnverhalten, Frieren, schlapp, müde
FELL/HAUT: entzündliche Röte, Bläschen, nässende Flechten, Hautjucken, Warzen, Verschlackung des Bindegewebes, Ödeme, juckender Schweiß, schlechte Haut, schlechtes Fell
MAGEN-DARM-TRAKT: Blähungen stinken wie faule Eier
AUSSCHEIDUNGEN/ABSONDERUNGEN: grünlich-gelblich, bitter, wässrig, gallig, Durchfall riecht wie faule Eier
PSYCHE: gleichgültig, niedergeschlagen, reizbar, schwerfällig, Aggression, schlechte Laune

Anwendungsgebiete

LEBER: Hauptmittel für alle Lebererkrankungen wie z. B. Funktionsstörungen, Schwellung, Stau, Entzündung
HAUT: Hautauschläge, nässende Geschwüre, Ekzem, Fisteln, Furunkel, Fettgeschwulst, Haarausfall, Hautpilz, Mauke, Ödeme, Wunden, Fellwechsel
HARNORGANE: Harnverhalten, Blasenentzündungen, Blasenschwäche, Blasenanregung, Nierenentzündung, Nierengrieß
VERDAUUNGSAPPARAT: Durchfall, Blähungen, Durchfall im Wechsel mit Verstopfung, Kolik, Kotwasser, Magen-Darm-Entzündungen, Verstopfung, Rekonvaleszenz, Ausleitung/Entgiftung, Ausgleich Säure-Basen-Haushalt, stoffwechselanregend, fettstoffwechselanregend, Vergiftungen

BEWEGUNGSAPPARAT: Gallen, geschwollene Gelenke, Gelenkergüsse, knackende Gelenke, Genickbeule, Hufrehe, Hufrollenentzündung, Kreuzverschlag, Ödeme, Schleimbeutelentzündung, Ellenbogenbeule
ATEMWEGE: wässriger Husten, Husten mit festsitzendem Schleim
SONSTIGES:
> alle Erkrankungen der Ausscheidungsorgane (Leber/Galle/Niere/Blase)
> Übergewicht
> nach Antibiotikagabe
> verstopfter Tränen-Nasengang, Bindehautentzündung
> Durchblutungsstörungen
> Abstillen
> Allergie

Modalitäten

VERBESSERUNG durch Wärme, trockenes Wetter, warmes Klima; VERSCHLECHTERUNG durch feuchte, kalte Witterung, morgens, feuchte Anwendungen, Bewegung

Salbe

Natrium sulfuricum baut Schlacken und Giftstoffe im Körper ab und hilft, sie auszuscheiden.
Bei einem Mangel kommt es z. B. zur Verschlackung des Bindegewebes. Die Salbe eignet sich um die äußere Entgiftung zu unterstützen.

Anwendungsgebiete

> Hautpilz
> eitrige Hautausschläge mit grünlich-gelbem, wässrigem Bläscheninhalt
> Frostbeulen
> Ödeme
> Nervenschmerzen
> Hautleiden, die bevorzugt im Frühjahr auftreten

Nr. 11 Silicea, Siliziumdioxid, Kieselerde, Kieselsäure D12

- **Salz des Bindegewebes und der Haut**
- **Altersmittel**

Allgemeines

Kieselsäure ist eines der ältesten Heilmittel der Welt, ihre Heilkraft wurde schon auf Papyrusrollen beschrieben. Außerdem enthält sie viel Silizium, dem nach Sauerstoff zweithäufigsten Element der Erde. Man hat festgestellt, dass Menschen, die siliziumreiches Wasser trinken, fast überhaupt nicht an Gefäßverkalkungen erkranken.
Silicea ist zuständig für Struktur, Kraft, Feuchtigkeitshaushalt, Widerstandsfähigkeit und Elastizität von Geweben. Fehlt Kieselsäure im Körper, kommt es zu Haarausfall, brüchigen Nägeln, Falten, Bindegewebs-, Bänder-, Knochen- und Knorpelschäden.
Im Alter lässt die Konzentration im Körper nach, deshalb ist es besonders bei alten Pferden wichtig, auf eine optimale Versorgung zu achten. Pferde, die an einem Mangel leiden, altern frühzeitig.
Außerdem wirkt es positiv auf die Nerven und den Bewegungsapparat.
Silicea wirkt sehr tief greifend und umstimmend auf den gesamten Organismus, deshalb wirkt es sehr langsam und muss so eine lange Zeit gegeben werden, zum Teil sogar über Jahre.
Die Nr. 11 löst gebundene Säuren; um diese aus dem Körper zu schleusen, sollte die Nr. 9 als Begleitsalz gegeben werden. Nur erfahrene Therapeuten sollten Silicea alleine geben.
Am besten am Abend füttern.
Bei Bindegewebsleiden wirkt es sehr gut in Kombination mit Salz Nr. 1.

Wirkungsorte/Vorkommen:

alle Gewebe des Körpers, besonders Haut, Bindegewebe, Knochen, Nerven, Haare, Hautanhangsgebilde, Knorpel, Bänder, Sehnen

Wirkrichtungen

> festigt (strafft) und baut die Struktur von Gelenken, Haut, Haaren, Hufen, Bindegewebe auf
> reguliert die Schweißbildung
> glättet wuchernde Narben
> verbessert das Knochenwachstum und unterstützt die Bildung
> verbessert die Heiltendenz
> wirkt entblähend (reduziert Fäulnisprozesse im Darm)
> stärkt die Milz

> vermehrt die Produktion von Phagozyten und regt sie an
> entschlackend
> löste harnsaure Kristallablagerungen
> hilft Eiter abzubauen und auszuschleusen
> löst Blutergüsse
> begünstigt die Aufnahme von Kalzium
> regt die Bildung von Kollagen an
> baut die Leitfähigkeit der Nerven auf
> löst gebundene Säuren (deshalb als Laie immer in Kombination mit Nr. 9 geben)

Silicea-Typus/Mangelzeichen

ALLGEMEINZUSTAND: kälteempfindlich, frieren schnell, es fehlen im ganzen Körper Struktur und Festigkeit, Schweißneigung, wetterfühlig, licht- und geräuschempfindlich, Blutgefäße treten stark hervor, schlaffer Bauch, Neigung zu Fisteln und Abszessbildung, vorzeitige Alterung, Schwäche
FELL/HAUT/HUFE: Haarausfall (kahle Stellen), schlechter Ernährungszustand der Haut (Haut/Fell ist welk, schlaff, trocken, dünn, empfindlich, rau), empfindliche Haut (Schmerz und Berührung)
BEWEGUNGSAPPARAT: Bänderschwäche, Wirbelsäulenerkrankungen, Gelenkknorpel bilden sich zurück, schlecht entwickelte Knochen, Wachstumsstörungen, spröde, rissige Hufe
AUSSCHEIDUNGEN/ABSONDERUNGEN: übel riechend, scharf, eitrig-gelb, gelbe Eiterkrusten, reichlich gelbe Schuppen
PSYCHE: zieht sich zurück, ängstlich, schreckhaft, sanft, nachgiebig, geistige Arbeit verschlimmert, mangelnde Vitalität, wetterfühlig, scheu, lässt sich nicht gerne anfassen, extrem sensibel gegenüber äußeren Einflüssen (Geräusche, Licht), verträgt keinen Konflikte, wird dann aggressiv, reagiert unkalkulierbar, zornig und gereizt, eigensinnig, braucht eine ruhige, verständnisvolle Hand

Anwendungsgebiete

HAUT: Geschwüre, Abszesse, Bindegewebsschwäche, Ekzem, Hautauschlag, Fellwechsel, Fisteln, Furunkel, Eiterungen, Fettgeschwulst, Haarausfall, Narben, Mauke, Talgdrüsenentzündung, Verbrennungen, Wunden
BEWEGUNGSAPPARAT: Knochenbrüche (zusammen mit Nr. 1 und Nr. 2), Blutergüsse, schnell wachsende Fohlen, Arthrose, Arthritis, Erkrankungen des Bandapparates, Blutergüsse, Elastizitätsverlust, Fissuren, Gallen, Gelenkschmerzen, Gelenkschwäche, Gelenkschwellung, Gelenkgeräusche, Genickbeule, schlechte, rissige, trockene, spröde Hufe, Hufbeinentzündung, Hufrehe, Hufrollenentzündung, Kallusbildung, Kissing Spines, Knorpelschäden, Knochenhautentzündung, Knochenbrüche, Muskelzerrung, Prellungen, Sehnen- und Sehnenscheidenerkrankungen, Schleimbeutelentzündung, Spat, Überbeine, Zerrungen, schlechte Hufe

ZÄHNE: Karies, Zahnvereiterungen
HARNORGANE: Blasenentzündung, Blasensteine, Harnsäureerhöhung, Harngrieß, Nierenentzündung, Nierensteine
NERVENSYSTEM: Gedächtnisschwäche, Nervenentzündungen
VERDAUUNGSAPPARAT: Blähungen, Magen-Darm-Geschwüre
AUGE: periodische Augenentzündung, Lichtempfindlichkeit, Glaukom, Grauer Star, chronische Augenerkrankungen
HORMONSYSTEM: Gebärmuttersenkung, Rückbildung der Gebärmutter, Milchproduktion, Rosse
JUNGE PFERDE: Entwicklungsstörungen bei jungen Pferden, Knochendeformierungen bei jungen Pferden, Nabelbruch
ATEMWEGE: trockener Husten, Reizhusten, Druse
SONSTIGES:
> beugt Alterserscheinungen vor
> Eiterungen aller Art
> Drüsenerkrankungen
> Entzündungen
> Aktivierung der Blutkörperchen
> Rekonvaleszenz
> Arterienverkalkung
> Impfreaktionen
> Immunsystem stärkend
> Lymphknotenschwellung
> Ausleitung/Entgiftung
> Ausgleich Säure-Basen-Haushalt
> stoffwechselanregend
> starkes Schwitzen
> allgemeine Schwäche

Modalitäten

VERBESSERUNG durch Wärme, trockenes Wetter, Sommer, Eindecken; VERSCHLECHTERUNG durch Kälte, kalten Luftzug, Witterungswechsel, Neu- und Vollmond, Lärm, Licht, am Abend

Salbe

Silicea hat einen sehr engen Bezug zu Haaren, Hufen und Bindegewebe, ebenso wie das Salz ist auch die Salbe in diesen Bereichen gut einzusetzen.
Sie wirkt als Nährcreme für die Haut und hat sich besonders bei der Pflege von trockener und beanspruchter Haut bewährt.

Anwendungsgebiete

> Geschwüre
> schlecht heilende Wunden
> Furunkel
> entzündete Schwielen
> trockene Haut
> als Nährcreme für die Haut
> schmerzendes Narbengewebe
> Abszesse
> um Eiterprozesse zum Aufbrechen zu bringen, wenn sie geöffnet sind, dann Salbe Nr. 12
> Verhärtungen
> Falten
> Bänderschwäche in Kombination mit Nr. 1

Tipp für den Reiter – Silicea ist der Jungbrunnen oder auch das Kosmetikum der Schüßler-Salze. Es wirkt unter anderem positiv auf die Haut, die Nägel und das Bindegewebe. Falten, Orangenhaut und Haarausfall können Zeichen eines Mangels sein. Eine Kur über mehrere Monate hilft hier zur alten Schönheit zurück.

Am besten kombiniert man die innerliche Anwendung mit der äußerlichen Anwendung der Silicea-Salbe. Aber auch für den Reiter gilt, die Nr. 9 als Begleitsalz zu geben.

Nr. 12 Calcium sulfuricum, Kalziumsulfat, Gips D6

- **Salz der Regeneration und Reinigung**
- **Eitermittel**

Allgemeines

Schüßler entfernte kurz vor seinem Tod *Calcium sulfuricum* wieder aus der Liste seiner 12 Salze, da er sich weder über die dauerhafte Anwesenheit des Salzes im Körper noch seiner Wirkung sicher war. Er fand, dass das Salz Nr. 9 und Salz Nr. 11 gut anstelle von Calcium sulfuricum verwendet werden konnten.
Im Laufe der Jahre wurde das Salz aber wieder hinzugefügt und steht so, nicht alphabetisch geordnet, an Stelle Nr. 12.
Sein Hauptwirken hat es im Bereich chronischer und eitriger Erkrankungen, da es auf die Regeneration und Ausscheidung des Körpers wirkt. Es ist das wichtigste Eitermittel der Schüßler-Therapie. Allerdings wirkt es nur, wenn es eine Öffnung gibt, aus der der Eiter abfließen kann. Ist dies nicht gegeben, sollte auf Salz Nr. 11 zurückgegriffen werden.
Es macht das Bindegewebe durchlässig und sorgt so dafür, dass Schlackenstoffe besser abtransportiert werden können. Außerdem wirkt es positiv auf alle Ausscheidungsorgane und unterstützt viele andere Salze in ihrer Wirkung. Deshalb wird es auch hin und wieder als Jokermittel bezeichnet und kann bei Krankheitsgeschehen, bei denen der Verlauf nicht wirklich vorangeht, zusätzlich gegeben werden.

Wirkungsorte/Vorkommen

Leber, Galle, Muskeln, Bindegewebe, Dickdarm, Gehirn, Milz, Eierstöcke, Hoden, Schleimhäute, Drüsen, Haut

Wirkrichtungen

> blutgerinnungsfördernd
> entgiftend
> Abfluss von Eiterungen, wenn eine Öffnung vorhanden
> reinigend auf Haut und Schleimhaut
> stoffwechselanregend
> ausscheidungsfördernd
> baut Knorpel auf
> reinigt die Schleimhäute
> regt Zellwachstum an
> klärt die Lymphe

Calcium-sulfuricum-Typus/Mangelzeichen

ALLGEMEINES: wärmeempfindlich, starke Eiterneigung
HAUT/FELL: Eiterungen, Abszesse
ABSONDERUNGEN: dick, eitrig, gelb-grün, stinkend, blutig, lockerer Schleim
PSYCHE: hyperaktiv, aggressiv, ängstlich, kann sich schlecht konzentrieren

Anwendungsgebiete

BEWEGUNGSAPPARAT: Gallen, Gelenkschwellungen, Genickbeule, Kallusbildung, Knochenhautentzündung, Ellenbogenbeule, Arthrose, Arthritis
HAUT: eitrige Entzündungen, Abszesse, Ekzem, Fisteln, Furunkel, Eiterungen der Haut, Mauke, Verbrennungen/Sonnenbrand, eiternde Wunden
AUGE: Bindehautentzündung mit eitrigem Ausfluss
HARNWEGE: Blasenentzündungen, Harnwegsentzündungen
ATEMWEGE: Bronchitis akut und chronisch, Druse
SONSTIGES:
> Drüseneiterungen, Drüsenschwellung
> Blutgerinnung
> Eileiter-/Eierstockentzündung
> Leberfunktionsstörungen
> Magen- und Dünndarmgeschwüre
> Entgiftung, Entschlackung
> Zahnfleischentzündungen, Zahnvereiterungen
> Rekonvaleszenzzeit

Modalitäten

VERBESSERUNG durch Kühlen; VERSCHLECHTERUNG durch Wärme

Salbe

Über die Calcium-sulfuricum-Salbe ist leider nicht so viel bekannt wie über die anderen Salben. Sie wird vor allem bei Eiterungen verwendet, wenn diese bereits eine Abflussmöglichkeit haben. Wenn dies noch nicht der Fall ist, sollte erst die Salbe Nr. 11 angewendet werden.

Anwendungsgebiete

> Abszesse
> Eiterungen aller Art
> Furunkel
> Fisteln

Ergänzungssalz 1/Nr. 13 Kalium arsenicosum, Kaliumarsenit D6

- Hautmittel
- Schwächemittel

Allgemeines

Kalium arsenicosum besteht aus dem Mineral Kalium und dem giftigen Arsen. Das Arsen ist natürlich so niedrig dosiert, dass es nicht giftig, sondern heilend wirkt. Das Hauptaugenmerk liegt bei diesem Mittel auf den Hauterkrankungen, außerdem hilft es vor allem bei periodisch auftretenden Beschwerden. Es erhält die Zellkraft, besonders der Haut, Nieren, Schleimhäute und Nerven.

Wirkungsort/Vorkommen

keratinhaltiges Gewebe, Haut, Gehirn, Nerven, Leber, quergestreifte Muskulatur und Geschlechtsorgane

Wirkrichtungen

> entzündungshemmend
> bakterienhemmend
> verlangsamt den Stoffwechsel

Anwendungsgebiete

> Hautausschläge und chronische Hautleiden mit starkem Juckreiz, nässende Ekzeme
> Abmagerung durch Schwäche
> Asthma
> wässrige Durchfälle
> Lähmungen
> Krämpfe
> Neuralgien und andere Nervenleiden
> Schwäche (auch Nervenschwäche)
> Ödeme
> Haut trocken und schuppig

Modalitäten

VERBESSERUNG durch trockene Wärme oder Regentage; VERSCHLECHTERUNG in den Abendstunden, bei Wetterwechsel (Tiefdruck), der Juckreiz wird durch feuchte Wärme verschlimmert, nachts, bei Wärme

Ergänzungssalz 2/Nr. 14 Kalium bromatum, Kaliumbromid D6

- Beruhigungsmittel

Allgemeines

Kalium bromatum wirkt vor allem auf die Haut, das Nervensystem und auf die Drüsen (besonders die Schilddrüse) des Körpers. Es ist vor allem bei Schilddrüsenüberfunktion einzusetzen und wirkt dabei positiv auf die nervliche Verfassung der Erkrankten. Es hilft aber auch bei nicht schilddrüsenbedingten nervlichen Problemen. Bei Nervosität kann es angewendet werden, wenn die Nr. 7 Magnesium phosphoricum versagt.

Wirkungsort/Vorkommen

Schilddrüse, Haut, Nervensystem, Gehirn

Wirkungrichtung

> entzündungshemmend
> hustenstillend
> beruhigend

Anwendungsgebiete

> Beruhigungsmittel bei Aufregung
> Unruhe
> Drüsenstörungen
> nervöse Zuckungen
> Schleimhautreizung
> Überfunktion der Schilddrüse
> nervöses Asthma

Modalitäten

VERBESSERUNG durch Bewegung, bei kühlem Wetter; VERSCHLECHTERUNG durch Wärme, Hitze

Ergänzungssalz 3/Nr. 15 Kalium jodatum, Jodsalium D6

- Schilddrüsenmittel

Allgemeines

Ist das einzige Salz, das Jod enthält, und wirkt so regulierend auf die Schilddrüse. Somit ist es das wichtigste Mittel in diesem Bereich. Darüber hinaus wirkt es noch positiv auf Herz- und Gehirntätigkeit. Es kurbelt außerdem den Stoffwechsel an, fördert die Verdauung und wirkt appetitanregend.

Wirkungsort/Vorkommen

Schilddrüse, Herz

Wirkrichtung

> stoffwechselanregend
> verdauungsfördernd
> schmerzstillend
> appetitanregend
> hypotonisch

Anwendungsgebiete

> Schilddrüsenerkrankungen und ihre Folgen
> erhöhter Blutdruck
> Appetitlosigkeit
> Gelenkerkrankungen in Kombination mit Salz Nr. 1, 2 oder 11
> Abwehrschwäche
> Alterserscheinungen

Modalitäten

VERBESSERUNG durch Bewegung, Kälte, frische Luft; VERSCHLECHTERUNG im Stall, durch Wärme

Ergänzungssalz 4/Nr. 16 Lithium chloratum, Chlorlithium D6

- Schmerzmittel
- Nervenmittel

Allgemeines

Für Pferde ist das Mittel besonders im Bereich der Harnwege als Ausscheidungsmittel und bei psychischen Problemen anzuwenden. In der Therapie beim Menschen ist es ein hilfreiches Mittel bei Rheuma und Gicht, hier wirkt es unter anderem auch schmerzlindernd. Im Bereich der Ausscheidung wirkt es ähnlich wie Salz Nr. 8 und lässt sich gut mit ihm kombinieren.

Wirkungsort/Vorkommen

Niere, Nerven, Gelenke, Harnwege

Wirkrichtung

> entsäuernd
> schmerzlindernd
> ausleitend
> begünstigt den Eiweißstoffwechsel
> entgiftend
> entschlackend

Anwendungsgebiete

> Rheuma, Gicht (fördert die Ausscheidung von Harnsäure)
> Gelenkerkrankungen
> Abwehrschwäche
> Harnwegsinfekte
> Abmagerung
> Hauterkrankungen
> Entschlackung
> starke nervliche Belastung
> Stimmungsschwankungen

Modalitäten

VERBESSERUNG durch Wärme, Bewegung; VERSCHLECHTERUNG durch Kälte, psychische Belastungen, Ruhe

Ergänzungssalz 5/Nr. 17 Manganum sulfuricum, Mangansulfat D6

- Blutmittel

Allgemeines

Manganum sulfuricum fördert die Aufnahme von Eisen und ergänzt in erster Linie Salz Nr. 3 Ferrum phosphoricum bei Erschöpfung und Blutarmut. Es sollte bei diesen Erkrankungen zusätzlich zur Nr. 3 im Verhältnis 10 : 3 gegeben werden, wobei hier Ferrum phos. an erster Stelle steht.

Wirkungsort/Vorkommen

Blut, Leber, Haut, Atemwege, Knochen

Wirkrichtung

> stoffwechselanregend
> fördert Eisenaufnahme
> unterstützt die Sauerstoffbindung
> an der Bildung von Hämoglobin beteiligt
> senkt Histamin
> am Knochen- und Knorpelstoffwechsel beteiligt
> auf Blutbildung und Verteilung

Anwendungsgebiete

> Anämie
> Blutungen
> chronische Hautleiden
> Kreislaufstörungen
> Ermüdung
> Knorpelschäden
> Eisenmangel
> Allergien
> Herz-Kreislauf-Beschwerden

Modalitäten

VERBESSERUNG durch Wärme, VERSCHLECHTERUNG durch Wetterwechsel, nasskaltes Wetter

Ergänzungssalz 6/Nr. 18 Calcium sulfuratum Hahnemanni, Kalziumsulfid D6

- Erschöpfungsmittel
- Ausleitungsmittel

Allgemeines

Besonders geeignet bei abgemagerten Pferden und zur Ausleitung, z. B. bei Metallvergiftungen. Außerdem vermindert es Übersäuerungszustände. Weitere Wirkungen sind bisher nicht zuverlässig erforscht.

Wirkungsort/Vorkommen

Haut, Schleimhaut, Drüsen, Muskeln

Wirkrichtung

> entgiftend
> entschlackend
> entsäuernd
> Leber unterstützend
> fördert Haut- und Haarwachstum

Anwendungsgebiete

> starke Abmagerung trotz guten Appetits
> Schwäche
> Entgiftung, besonders Metallvergiftungen
> hartnäckige Hautausschläge
> Eiterungen
> Asthma

Modalitäten

VERBESSERUNGEN/VERSCHLECHTERUNGEN: sind nicht ausreichend bekannt

Ergänzungssalz 7/Nr. 19 Cuprum arsenicosum, Kupferarsenit D12

- Krampfmittel

Allgemeines

Cuprum arsenicosum stabilisiert das Immunsystem, es wirkt entkrampfend und fördert den Eisenstoffwechsel. Es unterstützt die Nr. 7 Magnesium phosphoricum in seiner Wirkung und lässt sich bei Eisenmangel gut mit Nr. 3 und 17 kombinieren.

Wirkungsort/Vorkommen

Darm, Blut, Schilddrüse

Wirkrichtung

> entkrampfend
> fördert Eisenstoffwechsel
> immunstimmulierend

Anwendungsgebiete

> kolikartige Schmerzen im Magen-Darm-Bereich und Harnwege
> Krämpfe
> Eisenmangel
> Neuralgien
> Muskelkrämpfe
> krampfartiger Husten
> Rhythmusstörungen
> Schmerzen
> Abwehrschwäche

Modalitäten

VERBESSERUNG durch Trinken von kaltem Wasser, Ruhe; VERSCHLECHTERUNG durch Hinlegen, Angst, Stress

Ergänzungssalz 8/Nr. 20 Kalium aluminium sulfuricum, Alaun D6

- Durchblutungsmittel
- Entspannungsmittel für die Muskulatur

Allgemeines

Kalium aluminium wirkt vor allem entspannend auf die glatte Muskulatur und das vegetative Nervensystem und hemmt die Schweißproduktion. Außerdem hat es eine blutstillende Wirkung, beeinflusst auf positive Weise die Verdauung und unterstützt bei alten Pferden die Merk- und Lernfähigkeit.

Wirkungsort/Vorkommen

ableitende Harnorgane, Magen-Darm-Trakt und Atemwege

Wirkrichtungen

> wirkt positiv auf Körper, Geist und Seele
> sekretionshemmend
> blutstillend
> adstrigierend
> hemmt die Schweißproduktion
> entspannend
> Gedächtnisschwäche

Anwendungsgebiete

> Blähkoliken
> Durchfälle
> Schleimhautreizungen
> Krampfhusten
> Konzentrationsstörungen
> Blutungen
> starkes Schwitzen

Modalitäten

VERBESSERUNG durch Wärme, im Sommer; VERSCHLECHTERUNG durch Kälte, im Winter

Ergänzungssalz 9/Nr. 21 Zincum chloratum, Zinkchlorid D6

- Nervenmittel

Allgemeines

Zink ist eines der wichtigsten Spurenelemente im Körper. Wenn der Körper unter einem Mangel leidet, kommt es zu einer Reizung des gesamten Nervensystems. Es hilft bei allen Problemen, die mit Juckreiz, Unruhe und Überreizung einhergehen. Außerdem unterstützt es die Bauchspeicheldrüse und hilft so bei Diabetes und steigert die Immunabwehr.

Wirkungsort/Vorkommen

in allen Gewebesäften, im Gehirn und Rückenmark

Wirkrichtung

> stärkt das Immunsystem
> stärkt die Nerven
> unterstützt die Bauchspeicheldrüse
> sorgt für Balance im Säure-Basen-Haushalt

Anwendungsgebiete

> Reizzustände des Nervensystems
> Nervenschwäche
> Beruhigungsmittel
> Krämpfe
> stimuliert das Immunsystem
> Juckreiz
> Diabetes, metabolisches Syndrom
> Haarausfall
> Ekzeme
> Konzentrationsschwäche
> Neigung zu Allergien
> körperliche und geistige Schwäche
> Altersschwäche

Modalitäten

VERBESSERUNG im Freien, durch Bewegung, Fressen, warme frische Luft; VERSCHLECHTERUNG durch Geräusche, bei psychischer und physischer Belastung, in Ruhe

Ergänzungssalz 10/Nr. 22 Calcium carbonicum, kohlensaurer Kalk D6

- Erschöpfungsmittel

Allgemeines

Calcium carbonicum ist eines der wichtigsten homöopathischen Mittel, ist aber auch in der Schüßler-Therapie eine wertvolle Hilfe bei allen Erschöpfungskrankheiten und in der Rekonvaleszenzzeit.
Außerdem wirkt es auf die Schleimhäute und das lymphatische System.
Es wirkt sehr langsam, aber anhaltend.

Wirkungsort/Vorkommen

Knochen, Zähne, Haut, Schleimhaut

Wirkrichtung

> wachstumsanregend auf Knochen und Zähne
> positive Wirkung auf das vegetative Nervensystem
> regt den Stoffwechsel an
> kräftigend

Anwendungsgebiete

> Erschöpfung, körperlich und geistig
> Rekonvaleszenz
> Krämpfe
> Knochen und Zahnprobleme
> mindert Alterserscheinungen
> chronische Schleimhautkatarrhe
> Abszesse
> Zahnwechsel
> Knochenschmerzen
> junge Pferde mit Wachstums- und Entwicklungsstörungen

Modalitäten

VERBESSERUNG durch warme Anwendungen, Liegen, trockenes Klima; VERSCHLECHTERUNG durch Anstrengung, Geräusche, Wetterwechsel, morgens, Kälte, Nässe, Vollmond

Ergänzungssalz 11/Nr. 23 Natrium bicarbonicum, Natriumbicarbonat, Natron D6

- Entsäuerungsmittel
- Ausscheidungsmittel

Allgemeines

Natrium bicarbonicum wirkt entsäuernd und hilft so gegen alle Erkrankungen, die mit einer Übersäuerung einhergehen.
Es wird auch als Natron bezeichnet und ist vielen als Hausmittel gegen Sodbrennen bekannt. Aber genau wie bei Salz Nr. 9 gilt: Finger weg von Basenpulver zur Entsäuerung! Näheres siehe Salz Nr. 9, Seite 48.
Als Schüßler-Salz hingegen bleibt dieser unerwünschte Effekt aus und der Körper lässt sich mit Salz Nr. 9 und Salz Nr. 23 sanft entsäuern. Außerdem hilft es bei Abwehrschwäche, denn ein geschwächtes Immunsystem wird oft durch einen Säureüberschuss verursacht.
Im Blut dient es als Säurepuffer und verhindert so eine Übersäuerung des Blutes.

Wirkrichtung

> aktiviert den Stoffwechsel
> fördert die Ausscheidung über Niere und Harnwege
> regt die Tätigkeit der Bauchspeicheldrüse an
> bindet Säuren und neutralisiert sie
> an der Bildung des Pankreassaftes beteiligt
> senkt den Harnsäurespiegel
> regt die Inselzellen (Bauchspeicheldrüse) an
> regt die Ammoniakentgiftung der Leber an

Anwendungsgebiete

> Übersäuerung
> chronische Entzündungen
> Diabetes/metabolisches Syndrom
> regt die Tätigkeit der Bauchspeicheldrüse an
> Abwehrschwäche

Modalitäten

VERBESSERUNG durch Bewegung; VERSCHLECHTERUNG durch Sonne, Gewitter, Zugluft

Ergänzungssalz 12/Nr. 24 Arsenum jodatum, Arsentrijodid D6

- **Hautmittel, Allergiemittel**

Allgemeines

Arsenum jodatum wirkt vor allem auf Lymphsystem, Lunge, Haut. Es wird – ebenso wie Arsenum album – ähnlich eingesetzt wie in der Homöopathie. Die Hauptwirkung wird bei Salz Nr. 24 dem giftigen Arsen, das allerdings als Schüßler-Salz in potenzierter Form nicht giftig wirkt, zugeschrieben. Arsen gilt generell als Stärkungsmittel und wirkt positiv auf allergische Erkrankungen im Bereich Haut und Atemwege. Es eignet sich auch hervorragend, um den Körper auf eine Desensibilisierungsbehandlung vorzubereiten. Die Beschwerden bei einem Mangel an Salz Nr. 24 sind besonders auf der rechten Seite zu spüren.

Wirkungsort/Vorkommen

Lymphdrüsen, Haut, Lunge

Wirkrichtung

> stimuliert den gesamten Organismus
> abwehrstärkend
> stoffwechselverlangsamend
> knorpelaufbauend
> reguliert die Schilddrüse

Anwendungsgebiete

> nässendes Ekzem
> Juckreiz
> Allergien der Haut und Atemwege
> Lungenerkrankungen, die mit Abmagerung und Schwäche verbunden sind
> Asthma
> Gelenkerkrankungen
> Schilddrüsenerkrankungen
> Gelenkerkrankungen
> Bronchitis
> chronische Entzündung der Schleimhäute

Modalitäten

VERBESSERUNG durch frische Luft; VERSCHLECHTERUNG durch kalten Wind, kaltes Wetter, Bewegung, geistige Anstrengung, Wärme, kaltes Wasser

	Schwerpunkte des Salzes	Ausscheidungen/ Absonderungen: z. B. Auswurf, Durchfall	Allgemeinzustand
Nr. 1	Elastizität, Verhärtungen	Ätzend, körnig, Kügelchen, hart, trocken, leicht gelb, nässend	Eher mager und schwach
Nr. 2	Aufbau von Knochen, Zähne etc.	Eiweißhaltig, flockig, weiß, fadenziehend	Zart, hochgewachsen, mager mit dickem Bauch
Nr. 3	Erste Hilfe, Entzündungen 1. Phase, Blutbildung Akutmittel!!!	Blutig, nässend	Schlapp, erschöpft, helles Fell
Nr. 4	Entzündungen 2. Phase, Schleimhautmitte	Dick, zäh, weißlichgrau, flockig, fadenziehend, trocken, mehlartig, fibrinhaltig	Eher übergewichtig
Nr. 5	Geistige und körperliche Schwäche, hohes Fieber	Stinkend, schmierig, jauchig, schleimig, blutig, ätzend	Abgemagert, schwach
Nr. 6	Stoffwechsel, Entzündungen 3. Phase, Hautmittel	Gelb, schleimig, käsig riechend, ockerfarben, gelbe Krusten	Oft übergewichtig, immer hungrig

Haut/Fell Juckreiz	Bewegungsapparat/Hufe	Psyche	Sonstiges
Verhärtungen, glanzlos, Pilzbefall, schlaffe Haut	Spröde, rissig, wachsen schlecht, Strahlfäule, Überbeine, Hufdeformationen	Kein Selbstvertrauen, unsicher, ängstlich	Neigung zu Schwellungen, Verhärtungen
Empfindlich, schwitzen viel, Juckreiz, trockene Haut, Schuppen	Zu weiche Hufe, schlecht entwickeltes Skelett	Panisch, Kleben, angespannt	Frieren leicht, schnell erschöpft
Blutig, entzündet, struppige Haare, nässend, heilt schlecht	Entzündungen	Erschöpft, sensibel, schwach, bei Stress aggressiv, explosiv	Neigung zu Entzündungen, bei allen akuten Erkrankungen/ Entzündungen, leichtes Fieber
Hartnäckige Entzündungen, schuppig	Akute Phase Entzündungen	Gemütlich, hungrig, reizbar, gestörtes Sozialverhalten	Mangel zeigt sich erst nach langer Belastung
Fettig, eitrig, schlecht heilende Wunden	Verspannungen, Schwäche	Nervenschwach, alle psychischen Probleme	Neigung zu nervös bedingten Erkrankungen, hohes Fieber
Trockene Haut, Jucken, Schuppen, Pigmentflecken, Neigung zu Warzen	Strahlfäule, chronische Erkrankungen	Chronisch nervenschwach, kaum Selbstvertrauen	Am liebsten draußen

	Schwerpunkte des Salzes	Ausscheidungen/ Absonderungen: z. B. Auswurf, Durchfall	Allgemeinzustand
Nr. 7	Krämpfe, Schmerzen, Akutmittel	Käsig, mehlartig	Rasch müde, mager, verspannt
Nr. 8	Flüssigkeitshaushalt, Entgiftung	Ätzend, brennend, scharf, dünn, hell, wässrig, glasig, schleimig, salzig	Schwitzen viel oder gar nicht, zittern, gefräßig aber dünn
Nr. 9	Entsäuerung, Säureregulation, Stoffwechsel	Brennend, eitrig, flockig, honiggelb, rahmartig, dick, fettige Ausschwitzungen, sauer riechend, gelbe Krusten	Dick, Hunger, müde, Übersäuerung
Nr. 10	Stoffwechsel, Leber, Entgiftung, Ausscheidung	Gelblichgrün, grünlich, gallig, bitter, Blähungen/Durchfall riecht wie faule Eier	Gelbe Augäpfel, Ödeme, müde, schlapp
Nr. 11	Haut, Bindegewebe, Bewegungsapparat	Gelb, eitrig, reichlich, scharf, stinkend, gelbe Schuppen	Schlaffer Bauch, kälteempfindlich, vorzeitige Alterung
Nr. 12	Eiterungen, Entgiftung, Regeneration	Eitrig, gelbgrünlich, blutig, dick, lockerer Schleim	Wärmeempfindlich, Neigung zu Eiterungen

Haut/Fell Juckreiz	Bewegungs-apparat/Hufe	Psyche	Sonstiges
Überempfindlich, Juckreiz	Verspannungen	Innere Anspannung, leicht erregbar, Überreaktionen, zittern, Unruhe	Neigung zu Krämpfen, versucht Spannungen abzubauen, durch Scharren, Weben etc.
Schuppen, trockene Haut, stumpfes Fell	Gelenkgeräusche, trockene Hufe	Eigenbrötler, abweisend, keine Veränderungen, triebig, unwillig, wenig Lebensenergie	Verlangen nach Salz, Durstgefühl vermindert oder verstärkt, periodische Beschwerden, Schwäche
Juckreiz, schlechtes Fell, fettig oder fettarm, Entzündungen mit rotem Hof	Gelenkverdickungen, Hufrehe	Eigenwillig, mürrisch, müde, bewegt sich ungern, sauer	Übersäuerung (Magen, Muskeln etc.), gelblich belegte Zunge
Nässende Flechten, schlechtes Fell und Haut, Juckreiz	Hufrehe	Gleichgültig, niedergeschlagen, reizbar, müde, Aggression, schlechte Laune	Ödeme
Haarausfall, schlechtes Fell, schlechte Haut, empfindliche Haut	Spröde, rissige Hufe, Schwäche Bänder, Knochen, Bindegewebe	Sensibel, nachgiebig, sanft, ängstlich, nachgiebig, bei Konflikten aber auch aggressiv und gereizt	Licht- und geräuschempfindlich, Alterserscheinungen
Eitrige Hauterkrankungen, Abszesse	Eiterungen, Knorpel aufbauend	Hyperaktiv, aggressiv, ängstlich, kann sich schlecht konzentrieren	Eiterungen aller Art und zur Regeneration nach Erkrankungen

Ergänzungssalze 25–27

Über die drei letzten Salze ist noch sehr wenig bekannt, im Bereich Pferde so gut wie gar nichts. Der Vollständigkeit halber werden sie aber dennoch kurz beschrieben. Allerdings sollten sie nur von einem erfahrenen Therapeuten angewendet werden.

Salz Nr. 25 Aurum chloratum natronatum, Gold-Natriumchlorid, Goldsalz D6

Es beeinflusst die natürlichen Rhythmen im Körper, wie etwa den weiblichen Zyklus, Blutdruck und den Schlaf-wach-Rhythmus.

Es wirkt auf die Zirbeldrüse und hat so einen Einfluss auf hormonelle Störungen, es wird auch Frauenmittel genannt. Im Körper findet man es in Zirbeldrüse, Herz und Leber.

Bei Pferden kann es zum Beispiel bei Herzrhythmusstörungen, Störungen der Rosse, Eierstock- und Gebärmuttererkrankungen gegeben werden.

Salz Nr. 26 Selenium D6

Selen ist eigentlich kein Salz, sondern ein chemisches Element. Aber da es als Spurenelement sehr wichtig für die Funktion des Körpers ist, wurde es zu den Salzen hinzugefügt. Es ist ein wichtiges Zellschutz- und Lebermittel. Außerdem wirkt es auf die Schilddrüse und steigert die Entgiftungsleistung der Leber. Im Körper kommt es hauptsächlich in der Leber vor. Viele Pferde leiden unter einem Selenmangel und bekommen Selen als Mineral zugefüttert. Hier kann das Schüßler-Salz Nr. 26 helfen, das Selen aufzunehmen.

Salz Nr. 27 Kalium bichromicum D6

Kalium bichromicum wirkt positiv auf die Kohlenhydrat- und Fettverdauung und fördert die Ausheilung von alten Infekten. Leitsymptom für den Einsatz von Kalium bichromicum ist das zähflüssige Sekret.

Am besten wirkt es in Kombination mit Salz Nr. 4. Es löst den Schleim und bringt den Infekt zum Ausheilen. Im Körper kommt es hauptsächlich in der Leber vor.

Bei Pferden kann man es bei Nebenhöhlenentzündungen, chronischem Husten, Husten, Infekten der Atemwege, Übergewicht, bei Diabetes und metabolischem Syndrom anwenden.

MODALITÄTEN: schlechter durch Druck und Kälte, besser durch Wärme

Krankheits- und Symptomverzeichnis

Nie ohne tierärztliche Diagnose behandeln

Vor der Anwendung der Schüßler-Salze sollten Erkrankungen immer von einem Tierarzt oder Heilpraktiker abgeklärt werden. Das Krankheits- und Symptomverzeichnis ist nicht dazu gedacht, den Fachmann zu ersetzen oder zu experimentieren, es soll lediglich eine Anregung sein, das richtige Salz oder die richtigen Salze zu finden.

Die richtige Wahl treffen

Bevor das Verzeichnis genutzt wird, sollte man sich erst mal mit allen 12 Salzen vertraut machen und kann es dann als zusätzliche Hilfe anwenden. Nur so hat man einen guten Gesamteindruck und kann bei mehreren möglichen Salzen einfacher das oder die richtigen wählen.
Im Zweifelsfall oder bei Unsicherheiten kontaktieren Sie bitte immer einen Schüßler-Therapeuten.
Wenn mehrere Salze aufgezählt werden, geben Sie bitte auf keinen Fall alle Salze, sondern wählen Sie zum Beispiel mithilfe der Mangelzeichen das oder die richtigen Salze.
Sie sollten nie mehr als 3–4 verschiedene Salze geben.

Allergien

> siehe Immunsystem

Allgemeines

Abmagerung/Appetitlosigkeit:
> Abmagerung ist entweder ein Mangelzeichen oder ein Symptom einer Erkrankung, hier ist die Ursachenforschung sehr wichtig.
> Nr. 1: Mangelzeichen
> Nr. 2: bei Schwäche, bei schnell wachsenden Pferden, Mangelzeichen
> Nr. 5: durch Stress, Durchfall
> Nr. 8, 18: trotz guten Hungers
> Nr. 9: durch Übersäuerung, z. B. Magengeschwür
> Nr. 13: durch Schwäche
> Nr. 15: durch erhöhten Stoffwechsel

Alterserscheinungen:
> Nr. 11, 15, 21, 22

Eiterungen:
> Nr. 6, 9, 11, 12, 18

Entzündungen/Infektionen:
> Nr. 3: 1. Phase akut
> Nr. 4: 2. Phase subakut
> Nr. 4, 5, 6, 11: 3. Phase chronisch
> Nr. 6, 9, 11, 12: eitrig
> Nr. 4, 5: mit Schwellung

Fieber:
> Nr. 3, 5, 8: allgemein
> Nr. 3, 8: leichtes
> Nr. 5: hohes
> Nr. 7, 8: mit Schüttelfrost

Gedächtnisschwäche:
> Nr. 5: Hauptmittel
> Nr. 2, 3, 7, 8, 11: Sonstige je nach Konstitution

Krämpfe:
> Nr. 2, 5, 7, 13, 21, 22

Rekonvaleszenszeit:
> Nr. 2, 3, 5, 8, 10, 11, 22

Schmerzen:
> Nr. 3, 7, 19: allgemein

Schwäche:
> Nr. 3, 5, 8, 11, 13, 17, 21, 22

Schwitzen:
> Nr. 2, 8, 11, 20

Übergewicht:
> Nr. 6, 9, 10

Verhärtungen:
> Nr. 1, 11
> Salbe Nr. 1, 11

Atemwegserkrankungen

Akuter Husten/Bronchitis:
> Nr. 3, 24: zu Beginn oder mit Fieber
> Nr. 4, 24: später
> Nr. 3, 8: trockener Husten
> Nr. 1, 2: bellender Husten
> Nr. 3, 8, 11: Reizhusten
> Nr. 7, 19, 20: Krampfhusten
> Nr. 4, 6, 8, 10: Husten mit festsitzendem Schleim

➔ + ein Salz je nach Beschaffenheit des Auswurfes

Dämpfigkeit/Asthma/chronischer Husten:
> Nr. 4, 6, 10: Hauptmittel
> 13, 18, 22, 24: Nebenmittel
> Nr. 2, 5, 7: Krampfhusten
> Nr. 5, 14: nervös
> Nr. 4, 9, 10: zäher Auswurf
➔ bei Auswurf zusätzlich ein Salz je nach Beschaffenheit des Auswurfs

Druse:
> Nr. 1, 3, 4, 8, 11, 12

Entzündung Kehlkopf/Rachen:
> Nr. 2, 3, 4, 5, 6, 7, 11: je nach Symptomatik und Auswurf

Nebenhöhlenentzündung:
> Nr. 3, 4, 8, 12

Verstopfter Tränen-Nasenkanal:
> Nr. 8

Augenerkrankungen

Bindehautentzündung:
> Nr. 3, 4, 9, 10, 12: grundsätzlich
> Nr. 3, 4: akut
> Nr. 6: chronisch
➔ + ein Mittel, das sich nach den Absonderungen richtet (wässrig, eitrig etc.)

Chronische Augenerkrankungen:
> Nr. 6, 8, 9, 11

Glaukom:
> Nr. 4, 7, 8, 11,

Grauer Star:
> Nr. 1, 4, 5, 8, 9, 11

Lichtempfindlichkeit:
> Nr. 2, 9, 11

Periodische Augenentzündung:
> Nr. 3, 5, 6, 11

Tränendes Auge:
> Nr. 8

Trockenes Auge:
> Nr. 8

Bewegungsapparat

Arthritis/Gelenkentzündung:
> Nr. 1, 2, 3, 4, 7, 9, 11, 12
> Nr. 8: mit Schwellung

Arthrose:
> Nr. 1, 2, 6, 7, 8, 9, 11, 12

Ataxie:
> Nr. 7

Bänder:
> Salbe Nr. 1, 11
> Nr. 1, 11: Bänderdehnung/-verletzung
> Nr. 1, 2, 5, 8, 11: Bänderschwäche
> Nr. 1, 11: Bänderverhärtung

Blutergüsse:
> Nr. 1, 3, 4, 11
> Salbe Nr. 3

Chipbildung:
> Nr. 1

Elastizitätsverlust:
> Nr. 1, 11

Fissuren:
> Nr. 1, 3, 11

Gallen:
> Nr. 1, 2, 3, 4, 8, 10, 11, 12

Gelenkgeräusche/Knacken:
> Nr. 8, 10, 11

Gelenkschmerzen:
> Nr. 2, 4, 5, 6, 7, 11
> Salbe Nr. 6

Gelenkerkrankungen:
> Nr. 1, 2, 9, 15, 16, 24

Gelenkschwäche:
> Nr. 1, 2, 5, 8, 11

Gelenkschwellung:
> Nr. 1, 2, 3, 4, 8, 9, 10, 11, 12: je nach Ursache und Akutheit
> Salbe Nr. 8

Genickbeule:
> Nr. 3, 8, 9, 10, 11, 12

Hufe:
> Nr. 1, 5, 8, 11: schlechte Hufe, spröde, rissig, trocken

Hufbeinentzündung:
> Nr. 2, 3, 4, 5, 8, 11
> Nr. 6: chronisch

Hufrehe:
> Nr. 1, 4, 6, 8, 9, 10, 11
> Nr. 5, 7: bei Schmerzen

➔ Bei einer stoffwechselbedingten Rehe immer auch den Stoffwechsel mitbehandeln.

Hufrollenentzündung:
> Nr. 1, 4, 6, 8, 10, 11
> Nr. 5, 7: bei Schmerz

Kallusbildung:
> Nr. 1, 2, 8, 11, 12

Kissing Spines:
> Nr. 1, 2, 7, 11, 8

Knochenhautentzündung:
> Nr. 1, 3, 4, 5, 6, 11, 12
> Nr. 9, 11, 12: mit Eiterung
> Salbe Nr. 2

Knochenbrüche:
> Nr. 1, 2, 3, 11: akut
> Nr. 4: Schwellung
> Nr. 7: Schmerzen
> Salbe Nr. 2

Knochenaufbau:
> Nr. 1, 2, 7

Knorpel:
> Nr. 5, 8, 11, 12: Aufbau
> Nr. 1, 5, 8, 11, 17: Schäden

Kreuzverschlag:
> Nr. 3, 7, 8, 9, 10

Muskelbeschwerden:
> Salbe Nr. 3, 5, 7
> Nr. 3, 4: Entzündung
> Nr. 2, 5, 7, 8: Schwäche
> Nr. 3, 5, 6, 7, 8: Muskelkater
> Nr. 2, 5, 7, 9, 19: Krämpfe
> Nr. 1, 2, 3, 5, 8: Muskelriss
> Nr. 1, 5, 6, 7, Salbe Nr. 1, 7: Verhärtungen
> Nr. 1, 3, 7, 11: Zerrung

Ödeme:
> Nr. 4, 8, 10, 13

Prellungen:
> Nr. 2, 3, 4, 11
> Salbe Nr. 3
> Nr. 8: mit Schwellung
> Nr. 1: mit Verhärtung

Quetschungen:
> Nr. 3, 8
> Salbe Nr. 3

Schleimbeutelentzündung:
> Nr. 3, 4, 9, 10, 11
> Salbe Nr. 4

Sehnen/Sehnenscheide:
> Nr. 1, 3, 4, 9, 11, Salbe Nr. 4, 9, 11: Entzündung
> Nr. 1, 11, Salbe Nr. 1, 9, 11: Verhärtung
> Nr. 1, 8, 11: Verkürzung
> Nr. 1, 4, 8, Salbe Nr. 4, 8, 9, 11: Schwellung
> Nr. 5, 7, 11, Salbe Nr. 4, 9, 11: Zerrung

Spat:
> Nr. 1, 2, 5, 11

Überbeine:
> Nr. 1, 2, 11
> Salbe Nr. 2

Zerrungen:
> Nr. 1, 2, 3, 5, 8, 9, 11
> Salbe Nr. 3

Drüsen

Grundsätzlich:
> Nr. 4, 7, 14

Eiterung:
> Nr. 6, 9, 11, 12

Entzündung:
> Nr. 3, 4, 11

Schwellung:
> Nr. 4, 9, 11, 12

Schilddrüse:
> Nr. 14, 15, 24

Verhärtung:
> Nr. 1, 9, 11

Hämatologie

Blutarmut/Anämie:
> Nr. 2, 3, 5, 8, 17

Blutgerinnung (fördernd):
> Nr. 2, 4, 12

Blutungsneigung:
> Nr. 2, 12, 17

Aktivierung der Blutkörperchen:
> Nr. 2, 3, 11

Eisenmangel:
> Nr. 3, 5, 17, 19

Durchblutungsstörungen:
> Nr. 2, 3, 4, 10

Hauterkrankungen

Allgemein:
> 6, 9, 10, 11, 16, 18

Abszess:
> Nr. 6, 9, 22: allgemein
> Nr. 3, 4: Reifeprozess
> Nr. 6, 11, 12: später zum Abfluss
> Nr. 1: verhärtet
> Salbe Nr. 11, 12

Bindegewebsschwäche/Aufbaumittel:
> Nr. 1, 11

Eiterungen:
> Nr. 6, 9, 11, 12

Ekzem/Dermatitis:
Bei Ekzemen ist es besonders wichtig, auf das Aussehen und die Ausscheidungen zu achten (siehe Übersichtstabelle Unterpunkt Haut, Seite 72–75). Außerdem ist die Ursache sehr wichtig: Allergie, Leberschwäche, Stoffwechselprobleme der Haut etc.

> Nr. 6, 9, 10, 11, 12, 21: Haupthautmittel
> Nr. 8, 10, 24: nässendes Ekzem
> Nr. 6: Juckreiz
> Nr. 6, 7, 24: allergisches Ekzem
> Nr. 6, 17, 18: chronisches Ekzem
> Salben je nach Hauttyp

Ellenbogenbeule:
> Nr. 4, 8, 10, 12
> Nr. 1: bei Verhärtung

Erfrierungen:
> Nr. 5, 10

Fellwechsel, unterstützend:
> Nr. 3, 5, 6, 9, 10, 11

Fettgeschwulst:
> Nr. 9, 10, 11

Fisteln:
> Nr. 4, 5, 9, 10, 11, 12
> Salbe Nr. 1, 5

Furunkel:
> Nr. 1, 9, 10, 11, 12
> Salbe Nr. 5, 9, 11, 12

Geschwüre:
> Nr. 11

Haarausfall:
> Nr. 2, 5, 7, 8, 11, 21: allgemein
> Nr. 5, 7, 10: kreisrund
> Nr. 9, 11: durch Übersäuerung
> Nr. 8: büschelweise

Hautpilz:
> Nr. 1, 4, 8, 10
> Salbe Nr. 8, 10

Mauke:
> Nr. 1, 3, 4, 5, 8, 9, 10, 11, 12
➔ Absonderungen, Aussehen berücksichtigen
> Salbe Nr. 1

Narben:
> Nr. 1, 4, 11
> Salbe Nr. 1, 11

Nesselsucht:
> Nr. 3, 7, 8

Ödeme:
> Nr. 4, 8, 10, 13
> Salbe Nr. 8, 10

Pigmentstörungen:
> Nr. 6

Talgdrüsenentzündung:
> Nr. 3, 4, 9, 11
> Salbe Nr. 8, 9

Verbrennungen/Sonnenbrand:
> Nr. 3, 8: grundsätzlich
> Nr. 9, 11, 12: eiternd
> Nr. 8: mit Blasen
> Salbe Nr. 3, 8

Warzen:
> Nr. 1, 4, 8
> Salbe Nr. 1, 4

Wunden:
> Nr. 3: bei Blutungen
> Nr. 4, 8, 10: mit Schwellung
> Nr. 5, 9, 12: schlecht heilende
> Salbe Nr. 3
> Nr. 4, 11: wildes Fleisch
> Nr. 6, 9, 11, 12: eiternd

Herz-Kreislauf-System

Arterienverkalkung:
> Nr. 1, 2, 7, 8, 9, 11

Durchblutungsstörungen:
> Nr. 2, 3, 4, 10
> Salbe Nr. 7

Herzrhythmusstörungen:
> Nr. 2, 4, 5, 7, 8, 19

Herzstärkung/Altersherz:
> Nr. 2, 5, 7

Kreislaufstärkung:
> Nr. 2, 5, 7, 8, 17

Hormonsystem

Abstillen:
> Nr. 10

Eileiterentzündung- und Eierstockentzündung:
> Nr. 3, 4, 5, 12
> Nr. 6: chronisch

Euterentzündung:
> Nr. 1, 3, 4, 5
> Nr. 6: chronisch

Fehlgeburt:
> Nr. 1, 5, 8: drohende
> Nr. 1, 2, 3, 5, 7, 8: nach einer

Gebärmutterentzündung:
> Nr. 3, 4, 5, 6
➔ + ein Salz je nach Ausscheidung/Ausfluss

Gebärmuttersenkung:
> Nr. 1, 11

Geburt
> Nr. 1, 2, 3, 5, 7: Erleichterung
> Nr. 7: bei Schmerzen
> Nr. 5, 7, 8: Wehenschwäche
> Nr. 1, 3, 7: Vorbereitung, vier Wochen vorher mit der Fütterung beginnen
> Nr. 1, 3, 11: Rückbildung der Gebärmutter

Hormon regulierend:
> Nr. 4, 6

Kastration:
> Nr. 1, 3, 4, 5: nach der Kastration
> Nr. 8: bei Ödembildung
> Nr. 3, 5: vorher

Milchproduktion:
> Nr. 1, 2, 11: anregend
> Nr. 8: regulierend

Rosse fördernd:
> Nr. 8, 9

Rosse, zu stark:
> Nr. 1, 2, 8, 11

Unterstützend für tragende Stuten:
> Nr. 1, 2

Impfungen

Impfreaktion/Vorbeugung einer Reaktion:
> Nr. 4, 5, 11

Immunsystem

Immunsystem stärkend:
> Nr. 2, 3, 4, 5, 9, 11, 15, 16, 19, 21, 23

Allergien:
> Nr. 2, 7, 8, 10, 17, 21, 24
> Nr. 3, 4, 24: Atemwege
> Nr. 5: psychisch bedingt
> Nr. 4, 8: Heuallergie

Junge Pferde

Entwicklungsstörungen:
> Nr. 1, 2, 3, 7, 11, 22

Knochendeformierungen:
> Nr. 1, 2, 11

Nabelbruch:
> Nr. 1, 3, 11

Wachstumsschmerzen:
> Nr. 1, 2, 7, 22
> Salbe Nr. 2

Wachstumsunterstützung:
> Nr. 1, 2, 22

Leber

> Nr. 6, 10: Hauptmittel

Leberfunktionsstörungen:
> Nr. 4, 6, 7, 10, 12

Leberschwellung/-stauung:
> Nr. 4, 6, 7, 10

Leberentzündung:
> Nr. 3, 4, 6, 10

Lymphsystem

Lymphknotenschwellung:
> Nr. 2, 4, 7, 9: allgemein
> Nr. 3, 4, 5, 9: entzündete Schwellung
> Nr. 4: weiche Schwellung
> Nr. 1, 11: verhärtete Schwellung
> Salbe Nr. 1, (wenn verhärtet) Nr. 9

Magen-Darm-Trakt

Durchfall:
> Nr. 3, 8, 20: akut
> Nr. 7: mit Krämpfen
> Nr. 3, 7, 8, 10: schwallartig
➔ + ein Mittel je nach Beschaffenheit des Stuhles

Durchfall/Verstopfung im Wechsel:
> Nr. 3, 8, 10

Gasansammlungen im Bauchraum/Blähungen:
> Nr. 6, 7, 11: Hauptmittel
> Nr. 7: krampfend/kolikartig
> Nr. 9: durch Übersäuerung/sauer riechend
> Nr. 10, 11: geräuschvoll und häufig

Gastritis:
> Nr. 3, 4, 8, 9: grundsätzlich
> Nr. 3, 7: akut
> Nr. 7: mit Krämpfen
> Nr. 5, 8: mit Kräfteverlust
> Nr. 4, 6: chronisch
> Nr. 5: Stress

Koliken:
> Nr. 7, 10, 19: allgemein
> Nr. 7: Prophylaxe
> Nr. 5: nervös bedingte Kolik
> Nr. 7, 10, 20: Windkolik

Kotwasser:
Nr. 3, 4, 8, 10

Magen- und Dünndarmgeschwüre:
> Nr. 5: nervös bedingt
> Nr. 4, 8, 9, 11, 12

Magen-Darm-Entzündungen und -schleimhautentzündungen:
> Nr. 3, 4, 6, 7, 8, 9, 10

Nervöser Magen:
> Nr. 5, 7, 8, 9

Verstopfung:
> Nr. 4, 7, 8, 9, 10
> Nr. 2: um die Peristaltik anzuregen

Nervensystem

Lähmungen/Lähmungserscheinungen:
> Nr. 5, 7, 13
> Salbe Nr. 5, 7

Nervenentzündung/Nervenschmerzen:
> Nr. 2, 3, 5, 7, 11, 13, 19
> Salbe Nr. 5, 7, 10

Nervös bedingte Magen- und Darmbeschwerden:
> Nr. 5, 7

Niere, Blase, Harnwege

Blasenanregung:
> Nr. 8, 10

Blasenentzündung:
> Nr. 3, 4, 8, 9, 10, 11, 16: akut
> Nr. 6, 11, 12: chronisch
> Nr. 8, 10: mit Harndrang
> Nr. 9, 11, 12: Urin eitrig
> Nr. 7: mit Schmerz

Blasenkrämpfe:
> Nr. 7

Blasensteine:
> Nr. 2, 7, 9, 11: Vorbeugung
> Nr. 5, 7, 9, 11: zur Abgangsunterstützung

Blasenschwäche:
> Nr. 5 (auch nervös bedingt), 7, 10

Harngrieß:
> Nr. 2, 7, 9, 11

Harnwegsentzündungen:
> Nr. 3, 4, 8, 9, 12, 16

Harnsäureerhöhung:
> Nr. 9, 11, 23

Nierenentzündung:
> Nr. 3, 4, 8, 9, 10, 11
> Nr. 5: Fieber
> Nr. 6: chronisch

Nierenstärkung:
> Nr. 4, 6, 8

Nierengrieß/Nierensteine:
> Nr. 2, 8, 9, 10, 11

Reizblase:
> Nr. 3, 5, 7, 9

Rezidivierende/chronische Nieren-, Harnwegs- und Blasenentzündungen:
> Nr. 6

Parasiten

Insektenstiche:
> Nr. 3, 4, 8
> Salbe Nr. 3, 4, 8

Entwurmung:
(nur unterstützend zur tierärztlichen Wurmkur)
> Nr. 3, 5, 8, 9

Psyche

Starke nervliche Belastung:
> Nr. 5, 16

Unruhe/Beruhigungsmittel:
> Nr. 2, 4, 5, 7, 14, 21

Geistige Erschöpfung:
> Nr. 5, 22

Lärmempfindlichkeit:
> Nr. 11

Angst:
> Nr. 2, 5

Schreckhaft:
> Nr. 5, 9, 11

Stoffwechsel

Ausleitung/Entgiftung:
> Nr. 4, 5, 6, 8, 9, 10, 11, 12, 16, 18
> Nr. 4, 8: nach Impfung, Narkose, Medikamente

Ausgleich Säure-Basen-Haushalt:
> Nr. 5, 8, 9, 10, 11

Fettstoffwechselstörungen:
> Nr. 6, 9, 10

Metabolisches Syndrom:
> Nr. 4, 6, 8, 9, 10, 23: unterstützend

Stoffwechselanregend:
> Nr. 3, 6, 9, 10, 11

Vergiftungen:
> Nr. 4, 5, 8, 10

Zähne

Karies:
> Nr. 1, 2, 11

Parodontose:
> Nr. 1

Zahnfleischentzündung:
> Nr. 3, 4, 5, 12

Zahnvereiterungen:
> Nr. 6, 11, 12

Zahnwechsel:
> Nr. 1, 2, 22

Zahnaufbau:
> Nr. 1, 2, 7, 22

Zahnfleischschwund:
> Nr. 1, 5

Die Schüßler-Stallapotheke

Prinzipiell ist es am besten, alle 12 Salze in der Stallapotheke zu haben, so hat man für fast alle Erkrankungen das passende Mittel.
Wer Angst hat, die Mittel könnten unbenutzt ablaufen oder wem der finanzielle Aufwand zu hoch ist, kann sich eventuell mit anderen Stallkollegen zusammentun oder sich nur die wichtigsten Mittel besorgen.

Immer griffbereit

Besonders für die Stallapotheke bewährt haben sich:

- Salz Nr. 3: Ist das wichtigste Mittel in der Stallapotheke, da es das Akutmittel der Schüßler-Salze ist. Es hilft bei allen infektiösen Erkrankungen, in der ersten Phase einer Entzündung. Außerdem bei allen akuten Verletzungen und Fieber.
- Salbe Nr. 3: Die wichtigste Salbe in der Stallapotheke. Sie hilft genau wie das Salz bei allen akuten Verletzungen. Aber auch bei Insektenstichen und Verbrennungen.
- Salz Nr. 4: Hilft bei allen entzündlichen Erkrankungen, die älter als 3–4 Tage sind. Besonders gut wirkt es im Bereich der Schleimhäute, z. B. Husten, Gastritis.
- Salbe Nr. 4: Hilft bei akuten Entzündungen und wirkt besonders gut, wenn eine Schwellung vorhanden ist, zum Beispiel bei Sehnenscheidenentzündungen. Außerdem hilft sie bei Insektenstichen, Drüsenschwellungen und Warzen.
- Salz Nr. 5: Ist das Salz des Nervensystems und hilft in allen Phasen, in denen die physischen und körperlichen Belastungen des Pferdes hoch sind. Zum Beispiel bei Stallwechsel, Turnier, zur Unterstützung beim Absetzen von Fohlen.
- Salz Nr. 7: Akutmittel der Schüßler-Salze, gehört auf jeden Fall in die Stallapotheke. Hilft bei blitzartig auftretenden Beschwerden, Schmerzen, Muskelproblemen und bei psychischer Anspannung.
- Salbe Nr. 7: Wirkt ähnlich wie das Salz bei Verspannungen, Muskelkrämpfen und Schmerzen aller Art.
- Salbe Nr. 8: Wirkt auf den Flüssigkeitshaushalt des Körpers und hilft so zum Beispiel bei Erkrankungen, die mit Schwellungen einhergehen, wie etwa Insektenstichen.
- Salz Nr. 10: Ist wichtig für die Ausscheidung und hilft so unterstützend in akuten Fällen von Vergiftungen oder bei einer akuten Hufrehe.

Fallbeispiele aus der Praxis

Genau wählen – individuell behandeln

Die nachfolgenden Fallbeispiele sollen als kleine Anregung dienen, wie eine Behandlung mit Schüßler-Salzen aussehen kann. Da sich die Schüßler-Methode sehr gut mit anderen naturheilkundlichen Therapien kombinieren lässt, werden in vielen der Beispiele auch andere Therapieformen erwähnt.
Da jeder Fall und jedes Pferd anders ist, ist es sehr wichtig, auf die Individualität der Salze und Salztypen zu achten. Denn je genauer die Salze ausgewählt werden, umso besser wirken sie. Aber schon mit ein bisschen Übung lassen sich die richtigen Salze schnell finden und im Zweifelsfall besteht ja die Möglichkeit, einen Schüßler-Therapeuten hinzuzuziehen.

Fallbeispiel Salz Nr. 2

Beauty Boy, ein 4-jähriger Traberwallach, war ein Typ-Nr.-2-Pferd wie aus dem Bilderbuch. Er war mager, schlaksig, ohne Muskelspannung, nervös, schreckhaft und zum Teil sogar panisch.
Bei der Arbeit konnte er sich nicht lange konzentrieren und rannte auch hin und wieder seine Besitzerin über den Haufen. Er wurde seit fast einem Jahr 3–4-mal die Woche vom Boden aus gearbeitet – bis jetzt hatte sich seine Besitzerin, wegen seiner schwachen Statur und Schreckhaftigkeit, noch nicht getraut, ihn anzureiten. Trotz ein Jahr Trainings hatte er keinerlei Muskeln und wirkte in der Bewegung wie ein Gummipferd. In der Arbeit begann er schon nach kürzester Zeit heftig zu schwitzen, weshalb sich leider ein Schweißekzem entwickelt hatte. Außerdem litt er unter Wachstumsschmerzen. Als die Besitzerin die weiteren Merkmale eines Typ-Nr.-2-Pferdes erfuhr, musste sie lachen: Fast alles davon traf auf ihren Traber zu.
Beauty Boy bekam ab sofort Schüßler-Salz Nr. 2 als Konstitutionsmittel und einige weitere Salze (Nr. 1, 5, 7, 8), die ihm bei seinem Schweißekzem, den Wachstumsschmerzen und seinen psychischen Problemen helfen sollten. Schon nach wenigen Wochen war eine deutliche Besserung in seinem Verhalten zu beobachten und das nervöse Schwitzen verschwand nach und nach. So wurde auch sein Schweißekzem deutlich besser.
Die anderen Salze setzte seine Besitzerin nach zehn Wochen Behandlung ab, die Salze Nr. 1 und 2 bekam er über ein halbes Jahr lang.
Beauty Boy wird nun schon seit einigen Monaten geritten und seine Gesamtkonstitution hat sich absolut zum Positiven gewandelt: Er ist nicht mehr so dünn, hat stark aufgemuskelt und die Wachstumsschmerzen sind verschwunden.

Fallbeispiel Salz Nr. 3

Ferrum phosphoricum ist sozusagen der Ersthelfer am Ort des Geschehens. Egal, ob in der ersten Phase einer akuten Erkrankung oder einer Verletzung, Ferrum hilft zu lindern und zu heilen.
Ferrum-Salz und -Salbe sollten auf jeden Fall in die Stallapotheke gehören, um bei akuten Erkrankungen Erste Hilfe zu leisten. Aber Vorsicht, bei allen akuten und schwerwiegenden Erkrankungen sollte immer zuerst der Tierarzt gerufen werden!
Lurana, eine Trakehnerstute, wurde im Frühjahr beim Ankoppeln von einer anderen Stute gegen den Oberschenkel getreten. Innerhalb von Minuten bildete sich ein sehr großer Bluterguss auf dem Muskel, aber zum Glück lahmte Lurana nicht.
Ihre Besitzerin begann sofort mit der Gabe von Salz Nr. 3, rieb die schmerzende Stelle vorsichtig mit Ferrum-phos.-Salbe ein und kühlte das Bein. Sie gab weiter alle 30 Minuten 4–5 Tabletten Ferrum und rieb die Stelle noch mehrmals ein. Schon nach 2 Stunden begann der Bluterguss kleiner zu werden und am nächsten Tag war nichts mehr zu sehen.
Lurana erhielt noch weitere zwei Tage die Normaldosis des Salzes Nr. 3 und zusätzlich die Nr. 7, um sicherzugehen, dass sich der ganze Muskel in Ruhe erholen konnte.

Fallbeispiel Salz Nr. 5

Phönix, ein 12 Jahre alter Westfalenwallach, war seit Jahren ein routiniertes Springpferd; sein Besitzer und er nahmen an Jagden und kleineren Springturnieren teil. Letztes Jahr im Frühling, beim ersten Turnier des Jahres, ging ein anderes Pferd auf dem Abreiteplatz durch, als Phönix gerade ein paar Aufwärmsprünge machte. Das Pferd rannte in den Wallach hinein und Phönix stürzte in ein Hindernis. Seit diesem Ereignis ging der Wallach stocklahm. Einen Tag später stellte sich heraus, dass er sich die tiefe Beugesehne am linken Vorderbein angerissen hatte.
Die Behandlung der Sehne dauerte fünf Monate, aber es verheilte alles sehr gut und fast narbenfrei. Doch durch das lange Stehen war Phönix stark abgemagert und seine Muskulatur sehr zurückgegangen. Insgesamt war er sehr schwach, wirkte in sich gekehrt und hatte wenig Lebenswillen. Außerdem war er seit seinem Unfall sehr schreckhaft. Wenn andere Pferde, die sich in seiner Nähe befanden, sich vor etwas erschreckten, war Phönix sofort in Panik.
Phönix bekam täglich die Salze Nr. 5, 7, 21 und 22, um ihm seine Angst und Unruhe zu nehmen und seinen körperlichen Zustand zu verbessern. Schon nach zwei Wochen veränderte sich sein Verhalten, er wurde ruhiger und begann auch etwas zuzunehmen. Phönix erhielt die Salzkur über drei Monate und ist heute wieder ganz der Alte, er geht sogar ab und an wieder über ein paar kleine Hindernisse.

Fallbeispiel Salz Nr. 6

Amari, ein 10 Jahre altes erfolgreiches Turnierpony, bekam im letzten Jahr, etwa vier Wochen nach Beginn der Anweidezeit, ein schuppiges Ekzem am Mähnenkamm und an der Schweifrübe. Die Stute schubberte sich stark und verlor immer mehr Mähne. Der behandelnde Tierarzt verschrieb ihr eine Emulsion und machte ein Blutbild.
Ihre Leberwerte waren sehr stark erhöht. Ein Gang über die Koppel brachte auch schnell die Ursache an den Tag: Es wuchsen einige giftige Pflanzen auf Amaris Koppel, von denen die Stute wohl auch gefressen hatte. Die Pflanzen wurden entfernt und Amari wurde täglich mit der Emulsion eingerieben. Leider wurde ihr Zustand auch nach einigen Wochen nicht besser und so entschieden sich die Besitzer von Amari für eine naturheilkundliche Behandlung.
Zu Beginn der Behandlung, im August, war Amaris Mähne zum Teil vollständig abgeschubbert und sie litt unter starkem Juckreiz. Ihre Leberwerte waren mittlerweile etwas besser, aber immer noch im deutlich erhöhten Bereich. Als Hauptsalz bekam Amari Salz Nr. 6, außerdem noch die Nr. 11 und die Nr. 8. Neben den Schüßler-Salzen erhielt sie eine Kräuterkur, die den Leber- und Hautstoffwechsel verbessern sollte, sowie eine Tinktur und Salbe für die Mähne, um den Juckreiz zu lindern. Schon nach wenigen Tagen ließ der Juckreiz nach, und ein Blutbild im November zeigte fast normale Leberwerte. Amari bekam die Schüßler-Salze durchgehend bis Februar gefüttert und erhielt zwischendurch zwei weitere Kräuterkuren. Ende Februar wurde ihr Blut erneut untersucht und alle Werte waren im Normalbereich.

Fallbeispiel Salz Nr. 7

Glosi, ein 18-jähriger Isländer, hatte immer wieder Probleme mit seiner Muskulatur. Er war oft sehr verspannt und lief beim Reiten nicht locker. Teilweise lahmte er sogar leicht. Vom Verhalten her war er oft nervös und spannte sich bei jeder Kleinigkeit an. Der behandelnde Tierarzt stellte leichten Spat im linken Hinterbein fest, sonst konnte er keine weiteren Beschwerden finden. Sein Sattel wurde überprüft und er wurde osteopatisch behandelt, doch leider besserten sich seine Beschwerden nicht.
Glosi bekam als Hauptsalz Nr. 7 und weitere Salze (Nr. 1, 2), die zu seinem Typ und seinen sonstigen Beschwerden (Spat) passten. Schon nach einigen Tagen begann Glosi lockerer zu laufen und wurde merklich entspannter.
Er bekam das Hauptsalz über drei Monate gefüttert. Zurzeit bekommt er es nur noch sporadisch, wenn er mehr als normal gearbeitet wird. Die weiteren Salze, die ihm gegen seinen Spat helfen sollen, bekommt er über einen längeren Zeitraum gefüttert.

Fallbeispiel Salz Nr. 8

Ginny, eine 4 Jahre alte Oldenburgerstute, wurde von ihrem Besitzer zum Anreiten in einen Dressurstall gestellt. Dort bekam sie nach kurzer Zeit heftigen wässrigen Durchfall und magerte trotz guten Appetits stark ab. Erst wurde vermutet, dass sie durch den neuen Stall und die Futterumstellung gestresst sei, und man gab ihr etwas Zeit. Nach zwei Wochen war der Durchfall immer noch sporadisch vorhanden und sie nahm weiter ab. Ein vom Tierarzt angefertigtes Blutbild zeigte keine auffälligen Werte und eine schulmedizinische Behandlung gegen den Durchfall half nur kurz.
Ihr Verhalten war eher abweisend und bei der Arbeit war sie sehr unmotiviert.
Nach einer gründlichen Anamnese, die unter anderem noch zutage brachte, dass sie viel an ihrem Salzleckstein leckte, war das Hauptmittel, die Nr. 8, schnell gefunden. Außerdem bekam sie noch Salz Nr. 5 und eine Bach-Blüten-Mischung.
Schon nach wenigen Tagen besserte sich der Durchfall und nach zwei Wochen begann sie, motivierter mitzuarbeiten. Bei einem Folgebesuch sechs Wochen später war ihr Gewicht wieder normal, der Durchfall war nicht wiedergekommen und auch sonst war die Stute wesentlich zugänglicher.

Fallbeispiel Salz Nr. 9

Landano, ein 15-jähriger Hessenwallach, war schon immer ein kleiner Dickkopf.
Er arbeitete nur unmotiviert mit und die 10-jährige Tochter seiner Besitzer hatte es oft sehr schwer mit dem braunen Wallach. Trotz optimaler Haltung war er oft unzufrieden und mürrisch und seine Besitzer waren oft unsicher, ob sie etwas im Umgang mit ihm falsch machten. Im März bekam Landano einen Hufreheschub und wurde neben der schulmedizinischen Therapie ab dem zweiten Tag zusätzlich naturheilkundlich behandelt. Die erste Maßnahme war eine Blutegelbehandlung und eine ausführliche Anamnese. Folgende äußerlichen Merkmale fielen bei Landano auf:
Er war wie viele Rehepferde stark übergewichtig, sein Fell war glanzlos, und er hatte kleine gelbe Schuppen in der Mähne. Bei der Beschreibung seines Charakters fielen Worte wie »sauer, mürrisch, faul, schlecht gelaunt und unmotiviert«.
Landano bekam zur Unterstützung seines Stoffwechsels eine Kräuterkur und einige Schüßler-Salze, das Hauptmittel war hier die Nr. 9. Außerdem wurde seine Fütterung umgestellt und er hatte für die nächsten Monate Koppelverbot. Ab dem vierten Tag ging es dem Wallach deutlich besser. Er wurde noch dreimal mit Blutegeln behandelt und nach einigen Wochen war er völlig schmerzfrei. Bis zum Juli hatte Landano stark abgenommen und hatte nun eine sehr gute Figur. Aber auch seine schlechte Laune hatte sich gebessert. Im Moment wird er ganz langsam angeweidet. Bis jetzt ist sein Zustand stabil und seine Laune bestens. Auch seine kleine Reiterin hat endlich Freude mit ihm, denn er arbeitet nun immer motiviert mit und ist auch nicht mehr so faul wie früher.

Fallbeispiel Salz Nr. 11

Candy, eine mittlerweile 10 Jahre alte Quarterstute, kam vor drei Jahren zu ihren neuen Besitzern. Sie war von Anfang an sehr schreckhaft und sensibel. Auf Turnieren konnte sie sich nicht konzentrieren und sprang immer wieder zur Seite. Außerdem hatte sie immer wiederkehrende Sehnenprobleme und musste oft wochenlang stehen.
Ihre Besitzer beschlossen, ihr eine Auszeit zu gönnen, und ließen sie decken. Die Tragezeit und Geburt verliefen problemlos, doch Candy wurde nicht ruhiger und auch die Sehne machte ihr immer noch hin und wieder Probleme. Noch dazu kam, dass sich ihr Fohlenbauch trotz Training nicht zurückbildete und sie immer noch wie tragend aussah.
Die Quarterstute bekam als Hauptmittel die Nr. 11 und außerdem die Salze Nr. 5 und 7 zur Unterstützung.
Ihr Verhalten wurde innerhalb von kürzester Zeit viel besser, sie war kaum noch schreckhaft und startete zum ersten Mal erfolgreich und souverän auf einem Turnier. Im Laufe der nächsten sechs Monate bildete sich auch ihr Fohlenbauch stark zurück, ihre Sehnen wurden viel stabiler und sie hatte keine Probleme mehr mit Sehnenerkrankungen.

Fallbeispiel Salz Nr. 12

Der 19-jährige braune Hannoveranerwallach Whiskey wurde von heute auf morgen beim Reiten immer unwilliger und schlug ständig mit dem Kopf.
Seine Besitzerin war besorgt und holte einen Tierarzt. Dieser stellte eine massive Entzündung eines Zahnes fest. Leider war auch das umliegende Zahnfleisch von der Entzündung betroffen und eiterte stark. Der behandelnde Tierarzt entschied sich, den Zahn zu ziehen. Trotz Antibiotikagabe und wöchentlichen Spülens der Wunde eiterte das Zahnfleisch weiter. Whiskey hatte starke Schmerzen und fraß schlecht. Zusätzlich zur schulmedizinischen Behandlung bekam der Wallach die Schüßler-Salze Nr. 6, 11 und 12. Außerdem wurde das Maul täglich mit Salbeitee gespült. Nach zwei Wochen Behandlung wurden die Entzündung und auch die Eiterung viel geringer, nach vier Wochen war alles verheilt und Whiskey kann nun wieder schmerzfrei fressen.

ACHTUNG: Eiterungen sind prinzipiell immer erst von einem Tierarzt zu behandeln, alle naturheilkundlichen Therapien sollten nur unterstützend eingesetzt werden.

Literatur

Bartelmeyer, Friedrich: Dr. Schüßlers Biochemie, Selbstverlag, Freiburg, 1993

Dietz, Olof und Huskamp, Bernhard: Handbuch Pferdepraxis, 3. Auflage, Enke, Stuttgart, 2005

Dr. med. Schüßler, Wilhelm Heinrich: Eine abgekürzte Therapie, 1. Auflage, Schulzesche Buchhandlung, 1874

Feichtinger, Thomas, Mandl, Elisabeth und Niedan-Feichtinger, Susana: Handbuch der Biochemie nach Dr. Schüßler, 4. Auflage, Haug Verlag, Stuttgart, 2006

Feichtinger, Thomas: Biochemie nach Dr. Schüßler für Pferde, 1. Auflage, Sonntag Verlag, 2007

Haiduk, Vistara: Die 15 Ergänzungssalze in der Schüßlertherapie, Knaur, München, 2008

Harnisch, Günther: Die Dr. Schüßler-Mineraltherapie, Turm Verlag, Bietigheim, 1996

Heese, Rita: Das Wiehern der Gesundheit, 2. Auflage, Hoff Design, Bodenwerder, 2002

Kellenberger, Richard und Kopsche, Friedrich: Mineralstoffe nach Dr. Schüßler, Bechtermünz Verlag, Augsburg, 2003

Kreiselmeier, Kaja: Pferde gesund und vital durch Heilkräuter, Müller Rüschlikon, Cham, 2008

Wintzer, Hanns-Jürgen: Die Krankheiten des Pferdes, Parey im MvS, 3. Auflage, 1999

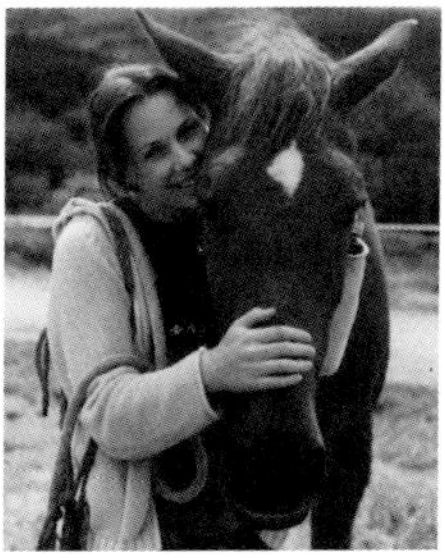

Über die Autorin

Kaja Kreiselmeier, Jahrgang 1980, hat eine dreijährige Ausbildung zur Heilpraktikerin absolviert. Nebenbei bildete sie sich in den Bereichen Schüßler-Salze, Blutegel, Heilpflanzen, Akupunktur und anderen Naturheilverfahren für die Behandlung von Tieren fort.
Sie hat eine eigene Praxis für Mensch und Tier im Rhein-Main-Gebiet und ist außerdem als Autorin und Dozentin tätig.
Kaja Kreiselmeier reitet seit ihrer frühesten Kindheit und hält seit 14 Jahren eigene Pferde.
www.naturheilpraxis-kreiselmeier.de
info@naturheilpraxis-kreiselmeier.de

Bibliografische Information der Deutschen Nationalbibliothek
Die Deutsche Nationalbibliothek verzeichnet diese Publikation in der Deutschen Nationalbibliografie; detaillierte bibliografische Daten sind im Internet über http://dnb.d-nb.de abrufbar.

BLV Buchverlag GmbH & Co. KG
80797 München

Umschlaggestaltung: Kochan & Partner, München
Umschlagfoto: Edition Boiselle

Lektorat: Maritta Kremmler, Dr. Marion Ónodi
Herstellung: Hermann Maxant
DTP: Uhl + Massopust, Aalen

Gedruckt auf chlorfrei gebleichtem Papier

Printed in Italy • ISBN 978-3-8354-0771-8